STOP ANXIETY FROM STOPPING YOU

The Breakthrough Program For Conquering Panic and Social Anxiety

焦慮恐慌自救手冊

海倫・奧德斯基 Helen Odessky——著　趙燕飛——譯

為什麼是我？

如何停止焦慮打開

行動人生？

序言

沒有什麼生理和情緒感受比焦慮更讓人難受了，這一點只有焦慮症患者才能懂。有的患者感覺焦慮是轟隆隆的背景聲，像一列散播恐懼的貨車緩慢行駛在頭腦的最深處，一刻也不停歇。還有些患者把焦慮描述為一股在血管裡奔騰、突如其來且不可預測的腎上腺素，感官彷佛收縮了，恐懼占據了頭腦。

包括我在內的另一些患者，感覺焦慮是一種持續的恐懼和不適。焦慮最嚴重的時候，我會感到難堪、喪失力量，甚至覺得有生命危險。這些感受當然是毫無根據的，但焦慮的本質就是毫無根據。

在患者生命中的任一時刻，凌駕於一切的焦慮感或極度的恐慌占據了他們的整個身心，這讓正在經歷或曾經歷過焦慮和恐慌的人錯過太多珍貴時刻，被迫屈服於這種存在體內卻不受控制的力量。焦慮和恐慌的循環是如此可怕，有時甚至是絕望，我知道這是真的，因為我自己就曾是重度焦慮症患者，同時我在過去二十年裡也治療過成百上千名焦慮症患者。

於是，我試著去尋找答案。我用Google搜尋瀏覽網頁；我用最新、最厲害的「速效擺脫焦慮書籍」填滿書架；我尋找治療師、心理醫生和人生教練，渴望得到解脫。大多數人從這些方法中得到解脫，但都只是短暫的。我學會了深呼吸，慢慢吸氣、慢慢吐氣，我改變了內在對話，我冥想、運動，不再攝取咖啡因。

當然，以上任何一個方法對抑制焦慮和恐慌都有很大的效果，但這些「答案」經常被當成是打敗焦慮和恐慌的唯一終極大法。可惜這都是權宜之計，焦慮還在時刻準備著下一次的發作。

這個世界上關於焦慮的書不計其數，你也許會想這一本又有什麼特殊的？我之所以向你推薦這本書，是因為作者海倫．奧德斯基博士（Helen Odessky）提供了管理焦慮和恐慌所需要的全部資訊、工具、資源和希望。她分享關於自己和患者的成功故事，這會讓你找到共鳴。她開發的U.N.L.O.C.K系統不僅是一個可以每刻、每日、每週去遵循的模式，還讓人們擁有打破焦慮和恐慌的信念，這讓這本書完全獨樹一格。她提供的技巧不是高高在上的空洞之物，而是可以立刻減輕焦慮和恐慌的有效技巧。

奧德斯基博士以「減輕患者焦慮」作為畢生志業，為此努力不懈。我發自肺腑地尊重她的研究成果，她的知識、自信和幽默，讓人一接觸就感覺舒服和安全。她用了很多年時間來開發和完善U.N.L.O.C.K，真的很管用！這是一個革命性的系統，我以前從未見過，在念研究所時沒見過，在臨床治療中沒見過，在幾十年的閱讀和研究中也沒見過。好好讀這本書，你會找到一舉打敗焦慮所需要的所有辦法。它不是一個訣竅，也不是一次性的速效藥，而是一個綜合、易於執行、根除焦慮的系統。翻開這本書，慢慢讀、慢慢消化。相信作者奧德斯基會帶你走出焦慮。

它將改變你的人生，給你等待已久的自由。

約翰・達菲（**John Duffy**）

臨床心理學家

《不缺席的父母：以絕對樂觀精神養育青少年》（*The Available Parent: Radical Optimism For Raising Teens and Tweens*）作者

前言

我坐在公寓裡，四面的牆彷彿在慢慢逼近，我無處可逃。這裡是我感覺最安全的地方，此刻我卻感到岌岌可危。我在顫抖，胸口像堵了一塊磚，淚水不受控制地湧上眼眶。我感覺自己被情緒囚禁了，看不到出獄的希望。我照照鏡子想調整一下狀態，卻看見一個我幾乎不認識的人。這一刻我意識到，對於焦慮，我必須做點什麼，否則它會吞噬我、篡奪我的人生。

大約十年前，我剛剛拿到臨床心理師執業資格，焦慮便像龍捲風一般突然襲來。我的生活順遂，和心愛的男人結婚，從折磨人的研究所畢業，做著與專業相關的工作，有一份穩定且不錯的薪水，只要通過執業資格考試，下一步就能有更好的薪水。是的，客觀來看，我的生活如魚得水，我的內心卻突然被嚴重的焦慮纏上了。

每天早上醒來，我都有一種恐懼感，我懷疑自己的能力，最糟糕的是我完全不明白我為什麼會焦慮！生活壓力不大，也不用趕截稿日期，我終於可以放鬆一點，怎麼就突然焦慮了？自己就是心理諮商師，更不該焦慮啊。於是，我掛上一張笑臉，假裝一切都正常，但這根本無濟於事，我的孤獨和焦慮愈演愈烈。

我從書裡尋找解藥，把能讀到的書都讀了一遍；我回想我的童年、婚姻和事業；我開始寫日記，審視我的人生選擇，諮詢專業人士；我試過每一種技巧，既看專業書也看一般書，但都沒什麼用，我幾乎有了閱讀強迫症，知識增長，焦慮卻沒減少。閱讀變成我的防禦武器，我把學到的技巧都用上了，總是心急地翻閱下一個戰術，希望找到治療焦慮的最佳方法。

終於，我偶然發現了一個觀點：「與焦慮戰鬥」本身就是問題，我應該接納焦慮繼續生活，不要總是跟它鬥，也不要試圖擺脫它。這個觀點不是那麼容易讓人接受，我花了許多時間和能量跟焦慮作爭鬥，現在卻得軟下來跟它和解，這需要時間和自我反思。

我還意識到：我看似完美的生活太舒適安逸了，毫無冒險的生活反而滋長了焦慮。我開始故意冒險，故意尋找不適，把內向的自己置身於難為情的情境，辭掉了舒適的工作開私人診所。改變並不是轉瞬之間的事，但我知道自己走對了，我開始好轉，開始認出曾經的自己，我跟以前不一樣了，更有勇氣，無懼焦慮。

現在回想起來，我依然很驚訝，當時我有心理學博士學位，卻還是對管理重度焦慮束手無策。直到有了多年的大量研究、臨床經驗和親身觀察，我才終於開發出U.N.L.O.C.K系統來管理焦慮和恐慌。如今，我在芝加哥的私人專科診所很受歡迎。

從這本書能獲得的最大收穫

這本書很可能不是你讀的第一本有關焦慮的書籍，也不是你第一次嘗試尋找答案和幫助。我明白，閱讀和尋找解藥就是你遏制焦慮騷亂的方式。我治療過成千上百位個案，他們的故事激勵我寫了這本書。是時候來點創新了，是時候開始痊癒了，是時候取回你的人生了。

假如你最好的朋友開始反覆欺騙你、散布你的謠言、偷你的東西，你還會把他當作知己，告訴他你心底的祕密、夢想和希望嗎？你還會毫不懷疑地聽信他編造的故事嗎？你還會尋求他的建議、約他一起玩嗎？大概不會了，估計你會很迅速地做出決定。

焦慮每天就是如此對待你的！它對你說謊：關於未來的謠言，關於未來會如何影響你。它的陳述半真半假，它還會偷竊你的時間、注意力和能量。焦慮是一個說謊高手，技巧高超到大多數人都意識不到它在說謊，只是盼著它能停止。

打開這本書，也許你只想快速翻一遍，找出幾個有用的技巧。請你不要這麼做，你需要時間去練習書中的技巧，去真正內化學到的內容，穩紮穩打能無往不勝！我建議你第一遍先瀏覽，第二遍慢慢讀、深入讀，讓內容徹底滲入你的大腦，一邊閱讀一邊做練習。給自己預留時間做這件事，你已經掙扎太久太久了，是時候真正掌握克服焦慮的方法。

這本書是用U.N.L.O.C.K.系統管理焦慮和恐慌的實用指南，共有四部分：第一部分，你會學到關於焦慮和恐慌的基礎知識；第二部分，你會深入挖掘其思維過程，了解管理焦慮和恐慌的方案及步驟；第三部分，你會定出具體的行動方案；第四部分，你會學到如何保持收穫，養成持續終身的好習慣。

你將能發現：貫穿整本書的是一連串的練習，你要在日常生活中去執行，這能改變你對焦慮和恐慌的思考方式。焦慮和恐慌的治療有所重疊（目的是強化關鍵的概念，加強練習效果），你掌握的技能會轉移到焦慮和恐慌之外的情境，獲得的進步往往會延展到生活的其他領域。

經過大量的專業訓練、研究和親身體驗，我才終於識破了焦慮對我說的謊言。在我的諮詢室裡，和你一樣渴望結束焦慮的個案分享他們的心得，今天我要藉由這本書來分享給你。

目錄

第一部——★

什麼是恐慌和焦慮？

「當你意識到自己是如何被困住的時候，你就開始復原了。」

——弗里茨·皮爾斯（Fritz Perls），德國精神科醫師

第一章　解碼你的恐慌和焦慮

在開始對付焦慮和恐慌之前，我們應該先理解這兩個概念。我會提出恐慌、焦慮和恐懼的定義，接下來會討論恐慌和焦慮兩者的不同處。本章著重探討焦慮和恐慌的成因。

什麼是恐慌發作？

「我在奔跑，上氣不接下氣，我知道我幾乎沒有倖存的可能，龍捲風太近了，我不可能跑得過，但我還在拚命地跑，想跑到能讓我活下來的地方。四處沒有避難所，只有無邊的田地，逃生希望為零。事實上，我從未遇過龍捲風，但我的恐慌發作感覺就像遇到龍捲風：生存或死亡，拚命逃生，最終還是被我無法控制的力量所吞噬。」

「我被鎖在上班餐廳的冷凍庫裡，氧氣快耗盡了，我覺得自己就快昏過去。周圍沒有別人，沒有希望。我醒來一身冷汗，原來是一場噩夢。我從沒有在餐飲業工作過，做的都是辦公室的工作，我的恐慌發作就是這種感覺。」

「有人和我說過，在野外如果一頭獅子要攻擊你，你不會有任何察覺，只有當牠撲到你身上的時候，你才知道自己有麻煩了。我的恐慌發作也是如此，不知它從哪裡冒出來，一旦出現，我立刻就知道自己無路可逃了。」

「就像恐怖電影演的一樣，只有你一個人在家，你知道一個連環殺人犯就藏在家裡。你四處跑，喘不上氣，想找一個安全的隱蔽處，當你終於找到的時候，你們面對面了！我知道沒有連環殺人犯，也沒有危險，但我的整個身體都在要求我趕快逃命！」

以上是描述恐慌發作的一些例子。危險和逃生衝動是如此真實且沒道理，沒有連環殺人犯和獅子要攻擊你，但那股腎上腺素的確在你的血管裡奔湧，讓你想以最快速度奔跑救自己的命。

你的身體在對你喊：「快跑！」即使根本沒有壞人在追殺你，沒有龍捲風要吞噬你，但你身體發出的警告讓你很難無視。這本書將教你用簡單的六個步驟來克服恐慌發作和其他焦慮問題，在進入這六個步驟之前，讓我們來定義一下恐慌、焦慮和恐懼。

恐懼（Fear）是一種內在警報，它告訴我們，我們處於真實或感知到的危險中，恐懼幫助我們快速踩下煞車，避免撞到跑出馬路的小孩，它是一種幫助我們確保安全的內建機制。

焦慮（Anxiety）是對未來情境的反應，並無迫切的危險或威脅。出現短暫的焦慮很普遍、很正常，例如面試或重要考試之前的焦慮感覺，而當焦慮變成慢性、普遍，或與壓力源不相襯時，就會變成焦慮症。當焦慮迅速達到高峰，就升級為恐慌發作（Panic Attack）。

你也許聽說過一些恐慌發作的症狀，下面是關於它的臨床定義。在一段時間內突然出現強烈的恐懼或不適，以下症狀中起碼會出現四種（或更多），並在十分鐘內達到高峰（你完全有可能感覺比十分鐘要長得多）。

- 心悸、心臟怦怦跳或心跳加速
- 流汗或感到很熱
- 顫抖
- 呼吸短促、窒息或呼吸困難
- 哽咽
- 胸痛或胸部不適
- 噁心或腹部不適
- 眩暈、站不穩、頭昏眼花或昏厥
- 現實感消失，感覺似乎在夢中
- 人格解體（與自身疏離），感覺似乎從遠處觀看事件的發生
- 害怕失去控制或害怕陷入瘋狂
- 害怕死亡
- 手指或腳趾的皮膚感覺異樣（麻木或刺痛感）
- 發冷或潮熱

恐慌的生理反應

戰鬥或逃跑

戰鬥或逃跑反應（Fight or Flight Response）是人天生就有的強大本能，也是身體捍衛自身生存的方式。為了確保我們在生死攸關的時刻能迅速逃離捕食者，我們的血液被送進全身的大肌肉群，體溫上升，反應時間變快，呼吸和心跳加速。由於血液遠離大腦湧向了大肌肉群，我們會感覺眩暈，但這並不危險。事實上，我們變得異常警覺，一旦有生命危險，就可以立刻採取行動。

呼吸

恐慌發作時，我們的呼吸會變急促，感覺空氣不夠或有窒息感。因此，我們會張開嘴試圖深呼吸，有時還可能練習某種放鬆呼吸法來糾正呼吸。

但我的觀點和很多建議採用呼吸法的專家不同。雖然呼吸技巧有助於降低你的整體焦慮情況，但想靠調整呼吸度過恐慌發作，恐怕無濟於事，甚至會加劇你的恐慌。

在生理方面，當我們自認為在矯正呼吸時，實際上是在試圖深呼吸。我們張大嘴，試圖盡可能地吸入更多空氣，但這樣做很可能會加劇恐慌症狀，導致過度換氣（**Hyperventilation**）。很多恐慌症狀，如眩暈、昏厥和頭昏眼花等，就是由張嘴深呼吸引起。

即使你沒有在深呼吸，只是有意識地控制呼吸，也同樣是一種錯誤的呼吸法，因為你錯誤地認為有必要接管自己身體的自動功能。那麼恐慌發作時，到底應該怎麼呼吸呢？答案是該怎麼呼吸就怎麼呼吸！閉上嘴巴，不要干擾你的身體運轉，它知道怎麼呼吸！允許身體恢復到正常狀態。如果你覺得呼吸技巧對你有幫助，當然可以用，但就是不要在你恐慌發作時使用。在我的臨床經驗裡，經常練習呼吸技巧有助於減輕壓力，後面會詳細說明。

停止過度換氣的小竅門：恐慌發作時，過度換氣該怎麼辦？閉住嘴巴，不要用嘴呼吸。張嘴呼吸會產生反作用，它會讓恐慌發作加劇而不是減輕。

第二章　恐慌和焦慮的區別

「真正的幸福是……享受當下而不焦慮未來。」

——塞內卡（Seneca），古羅馬哲學家

我的個案最常問我一個問題：要如何知道自己是恐慌發作還是焦慮發作？恐慌發作的感覺很可怕、很駭人，似乎下一秒你就會失去控制。它發作時速度很快，突如其來，身體症狀顯著，通常會影響呼吸頻率並使心跳加速。

而焦慮通常是一種主觀感覺，可以是幾天或幾週內累積的，能夠不升級為恐慌發作，也可能在兩次恐慌發作之間出現。焦慮是對未來情境的恐懼，這種恐懼並沒有真實的危險依

據。你可能感覺某些事會出差錯，有一種擔心、害怕、逃避和癱瘓感，還可能感覺焦躁、緊張、易怒、疲勞、分心、肌肉緊張、腸胃不適和睡不安穩。以下是兩個焦慮和恐慌發作的例子：

傑克在歷經過數次突然來襲的恐慌發作後，來診所找我。他描述道：恐慌發作時，他的心跳非常快，好像吸不夠氧氣，因此頭暈。他害怕自己會失去控制——雖然之前並沒有發生過。他只想逃離當時的情境，去一個舒服安全的地方。傑克與深愛的女人訂了婚，他現在很害怕自己會在天主教堂舉行婚禮時昏倒，這會讓他成為所有人注意的焦點。到時一旦恐慌發作，他是不可能偷偷溜出來的。

卡倫來找我是因為她出現了嚴重的職場焦慮，她最近剛晉升，需要在公司大會上做部門報告，但她最害怕的就是當眾演講。她擔心自己會說錯話而丟臉，給大家一個「她不能勝任這個職務」的印象。報告前一夜她無法入睡，對丈夫和朋友們的態度很差。她知道做部門報告對自己能否在新職位上成功很重要，所以她不得不痛苦地忍受著。雖然沒到恐慌發作的程度，但她在報告時，掌心出汗、聲音顫抖，這讓她更感到羞愧、更恐懼上台報告。

開始治療時，傑克和卡倫（均為化名）都處於極大的痛苦中。傑克有恐慌症，卡倫有社交焦慮，雖說只有精神健康專家才能夠作出診斷，但以上的描述至少能為你提供一些可能的症狀線索。

是什麼導致了焦慮和恐慌？

對於這個問題，專家們都有一些不錯的看法，現在我要分享的是來自科學界的答案。導致焦慮症或恐慌症的主要因素有：生物學（Biology）、學習（Learning）和壓力源（Stressors）。

焦慮和恐慌的產生包含有生物學因素，有些人天生就具有較為焦慮的特質。他們更容易感到焦慮，或對壓力情境和生活事件作出焦慮反應。

焦慮和恐慌的產生還有學習因素。學習理論觀點認為，當非危險情境和焦慮反應之間有了連結，人們會經由學習到這種連結而產生焦慮。也就是說，如果你目睹到別人的焦慮反應，可能會認為那種反應是必要的。尤其是小孩，他們是從周圍環境中學習到什麼是危險、什麼是安全，如果他們有一個焦慮的家長或照顧者，他們可能會遺傳到焦慮的特質，也可能學習到在非危險情境中的焦慮反應。

學習包括行為學習（Behavioral Learning）和認知學習（Cognitive Learning）。行為學習是指：學習如何在特定情境中採取行動，例如學習如何逃避焦慮情境。認知學習是指：學習如何思考和評斷特定情境，例如給情境貼上「危險」而非「不適」或「易觸發焦慮」的標籤，或認定「這個世界是危險的，我對這些危險無能為力」的錯誤信念。

焦慮和恐慌與壓力源也有很大關係，例如創傷（Trauma）。童年遭遇或目睹創傷事件會導致大腦內部的改變，以及提高成年後罹患焦慮的可能性。創傷事件有大有小，可以是被狗咬傷，也可以是經歷戰爭，這些事件並不一定會導致焦慮和恐慌症，但是會增加機率。

在我的所有個案中，有一個最大且沒說出口的問題是：「我是做了什麼才會患上焦慮或恐慌？」聽起來似乎很沒道理，也的確很沒道理，並不是因為你做了什麼事情，所以才會「染上」或「應該得到」焦慮和恐慌，真的不是因為你做了什麼，真的不是你的錯，你唯一的責任是「現在如何選擇」。正如劇作家蕭伯納（George Bernard Shaw）所說：「使人明智的並非回憶，而是對未來的責任。」

第二部——★

開始管理你的恐慌和焦慮

「不願意體驗痛苦和焦慮，人就不會成長，也不會獲得任何有價值的成功。」

——埃里希·佛洛姆（Erich Fromm），社會心理學家

「嘗試和成功的區別只在於一點動力。」

——馬文·菲利普斯（Marvin Phillips），美國職籃運動員

第三章　U.N.L.O.C.K.系統

本書第一部分講解了焦慮和恐慌的基礎知識。既然你對它們已經很熟悉了，接下來將探討它們的思維過程，包括焦慮和恐慌的信念以及其對思維的影響，並透過具體方法來學習管理社交焦慮和恐慌。

坐在我辦公室沙發上的珍妮一臉慘淡。她口中描述的焦慮似乎讓她不堪重負、動彈不得，她的生活已經成了一連串的例行公事，為了躲避焦慮，她換了一份離家近的工作，除了上班和偶爾有事外出，她幾乎不出門。最糟糕的是，她感覺自己身處在永恆的恐懼中，等候著下一次焦慮發作的降臨。她表情驚恐，說焦慮把她禁錮在她並不想要的生活方式裡。

珍妮想要的是一把康復的鑰匙，來解鎖她的力量，讓她能好好生活、決定方向、體驗自由。

U.N.L.O.C.K.系統正是那把鑰匙！透過一連串的練習，我提出一個架構，它能讓你擺脫焦慮和恐慌的桎梏，解鎖你的人生、你的潛能和你的情緒自由。話不多說，我們立刻開始這段能助你征服焦慮和恐慌的U.N.L.O.C.K.之旅吧。

第一步：理解（Understand）

首先你要理解焦慮和恐慌的症狀與週期，其次要拆穿焦慮和恐慌的迷思，最後你要知道，試圖控制反而會適得其反加劇焦慮。理解焦慮能讓你用更理性的方法驅散恐懼，讓你更了解自己的症狀，更能判斷哪些技巧可以減輕焦慮、哪些技巧反而會加劇焦慮。在我的諮詢室裡，個案感到第一次解脫，就是在理解了自己的症狀時。

我還記得喬初次來治療的情景。他很緊張，已經去過兩次急診室，兩次都以為自己心臟病快發作了。但數小時的全面體檢排除了生理因素，醫生告訴他這是恐慌發作，沒給喬進一步的解釋就把懵然的他轉給治療師，也就是我這裡。我很想說喬的經歷是個例外，但並不是。急診室是個忙亂的地方，很多人在對自己的症狀一無所知下就被打發走了。我花了點時間向喬解釋恐慌發作時身體會經歷的各種症狀，聽我說完後，他好像鬆了口氣，這份理解大大降低他的壓力，讓他對自己的處境感覺好一些。

第二步：否定（Negative）焦慮和恐慌的謊言

焦慮和恐慌以可預見的方式對你說謊，但在焦慮發作或恐慌發作時，你很難看清這一點。你會學習如何辨別和拒絕這些謊言，你會知道它們是假的，你會知道如何否定它們。

接下來，你還將學習到如何認出並消除焦慮思維和焦慮信念。一旦你能辨別焦慮和恐慌的謊言，你就能擺脫它們。最後，你會學習如何一勞永逸地結束自己與焦慮的辯論，拒絕與之爭辯，堅信自己知道的真相。

第三步：利用（Leverage）恐懼

恐懼經常成為阻礙我們直接面對焦慮的絆腳石，尤其當我們認定恐懼是真實的時候。在本書中，將學會如何利用恐懼來克服焦慮和恐慌。首先，識別你的關鍵恐懼。其次，啟動關鍵恐懼，按照特定順序練習恐懼情境，直至你克服恐懼。

小時候我上過武術課，在一次上課中，教練邊來回走邊說：「你可能沒有對手高大，但如果你懂得使用方法，就可以借力使力，你就能打敗強你一倍的對手！」同樣，你也可以利用恐懼的力量來打擊恐懼。這當然不是一蹴而就的，需要時間和耐心，但這麼做絕對能讓你有所收穫。

第四步：開放性（Openness）——培養開放態度

焦慮和恐慌就喜歡找死胡同，它們會警告你：對經驗、生活和自我採取開放態度是危險的。焦慮會催生出小心翼翼的態度，它將所有可能出錯的排列組合都預演過後才允許你出現參與。長遠來看，這種態度會為你本來就壓力如山大的境況製造出更多壓力，甚至會在你最無害或愉悅的經驗中添加緊張情緒。你要學著培養開放和好奇的態度，對於獲得更正面的結果的可能性保持開放。

第五步：同情心（Compassion）——練習自我疼惜

焦慮和恐慌給你的生活罩上了一層陰影，你人生的優先事項不再是活得充實，而是管理下一次的焦慮發作。似乎有一場大霧降臨了，你很難看清自己的優勢、才華和能力，目標變得模糊，方向變得不清晰。你應該學著重新看清自己的人生目標、方向和個人優勢。你是自己最嚴苛的法官和批判者，焦慮往往伴隨著評判和羞愧。你要學著培養自我同情的態度，在實現目標的路上對自己好一點。學著認同自己的成功，在動搖、出錯時，多給自己一些慈悲。

第六步：點燃（Kindle）——小變化激發大改變

焦慮和恐慌容易在舒適中滋長，行動是對它們最好的反擊。你在思維和行為方式上做出的小改變，都能觸發超乎你想像的改變，正如梵谷所說：「每件大事都是由一連串的小事組成。」

第四章　恐慌的7個謊言

「焦慮像一把搖椅，它給了你一些事做，但讓你走不了多遠。」

——茱迪・皮考特（Jodi Picoult），小說家

在我的臨床經驗中，個案們最迫切的要求是緩解恐慌，由它而產生的身體、思維和情緒的極端反應，總讓人不知所措，有時甚至讓你懷疑自己是不是發瘋了。你感覺深陷危機，狂奔到最近的醫院急診室想解決它，卻在候診數小時後被打發回家，並被告知只是恐慌發作而已。

恐慌發作會干擾你過正常生活的能力，因為你開始限制自己的日常活動，試圖避免未來

的恐慌發作。這對生活在現代社會的人來說，是很難接受的，因為本來就忙得不可開交了。恐慌發作不僅僅是麻煩和干擾，對當事人的生活更是災難，它能把一個人的生活逼到停頓。改變的第一步就是認出恐慌的謊言，並學習關於恐慌和焦慮的可靠知識。

第一個謊言：不好的事情正在發生

你腦子裡有個聲音在對你說：

- **我失去理智了，我發瘋了。**

真實情況：恐慌發作不等於「失去理智」或「發瘋」，它純粹是一種生理反應，雖然感覺很可怕，但不等於與現實脫節。

- **我快要死了／我病得很嚴重／我的身體一定是出了問題／我心臟病發作了／我的心臟肯定有毛病／我的呼吸有問題。**

真實情況：這是恐慌患者最常見的想法，現在就來揭開恐慌的謊言本質。的確有些症狀跟焦慮症類似，會影響你的呼吸。如果你是會做定期體檢的健康成年人，應該把症狀告知醫生並謹遵醫囑。第一次恐慌發作後，很多人會去看急診，生理因素在這裡通常會被排除掉。如果你曾經因此去看急診，且這些症狀在體檢後被告知一切正常，醫生通常會建議你去治療焦慮或恐慌症，而非繼續專注生理問題。如果你不放心，想再找醫生看看，請儘管去找。很多人三番五次地找醫生看，恐怕也是恐慌的謊言在作祟。如果你已經看過兩位醫生，他們都說你很健康，再去看第三位醫生就只能說是恐慌在偷竊你的時間、能量和注意力。答案已經很明顯，你需要進行恐慌或焦慮的管理。

我治療過的每一位焦慮症或恐慌症患者都告訴我，其實在內心深處，他們都知道恐慌和生理急症的區別，尤其有過多次恐慌發作的經驗後。沒有人能百分百確定自己的身體是完全健康的（所以恐慌和焦慮才會鑽了這個漏洞），但知道自己基本上是健康的就夠了，否則你就得生活在隔離室裡，二十四小時讓機器監測你的身體狀況！

這真的沒有必要。你能辨認出恐慌的感覺，你切身體驗過那些身體症狀。假如感覺不一樣了，你才需要去看醫生。

第二個謊言：我會暈倒、出糗或弄傷自己

真實情況：這是個案中常見的恐懼，對於社交焦慮患者，這種恐懼更甚，他們極度害怕當眾難堪、丟臉、名譽受損甚至被社交圈驅逐。

恐慌發作時，你是不可能暈倒的，因為暈倒的前提是血壓降低，而恐慌發作恰恰會使血壓上升。這是我教個案的第一個重點。遺憾的是，很多人之前看過多次內科醫生甚至精神科醫生，卻沒有被告知這個重點。

據我所知，唯一的例外是「暈針」（Needle Phobia），這是一種害怕抽血打針的恐懼症。當然，焦慮會要求你百分之百確定自己不會暈倒，但這是不可能的，世上沒有那麼絕對的事。就算你暈倒了，大多也不是因為恐慌發作。提醒你，你得的是焦慮症而不是昏倒症！

第三個謊言：它永遠不會結束

在你的頭腦中，這個謊言聽起來是這樣的：「我的一天（或一星期）要被毀了，它又來

了！」或「我永遠擺脫不了恐慌的控制。」或「我現在有點焦慮，等一下會更加焦慮。」

真實情況：即使沒有任何外部干涉，恐慌發作的最長時間也就十分鐘而已。我知道這十分鐘對你來說感覺就像一輩子，但你的恐懼並不止於此。你害怕的是恐慌發作一旦開始，就會帶來一段很長的焦慮期，持續一天、幾天甚至數週。

我聽過很多個案信誓旦旦地說，他們的恐慌發作會持續好幾天。但細問之下才發現，他們經歷到或高或低的焦慮波動，並沒有達到恐慌發作的程度（後面我會提這種情況的應對方法）。

你不妨把恐慌發作看成是眼皮跳，或只是單純的身體反應罷了。如果你突然一邊眼皮跳動起來，你會覺得它挺煩人的。但你越去注意它、在意它，你就越心煩，跳動就越不容易停止。只有當你接納它，允許身體自行去處理，你的心煩意亂才會減少，跳動也會不知不覺停下來。

如果十分鐘對你來說依然太長，你可以用一些技巧來縮短發作時間，前提是你必須理解並精通焦慮的思維遊戲。如果你相信恐慌不會傷害你，你就不會去干擾身體的自主重設。如果你還不相信，那你恐怕是被下一個恐慌謊言騙了。

第四個謊言：焦慮是危險的且對我有害

真實情況：焦慮不危險，恐慌也不危險。運動能讓你心跳加速，恐慌發作也會讓你心跳加速，而且一點危險都沒有！

事實上，焦慮和興奮的生理感覺是一模一樣的——你的心跳變快，呼吸變淺，體溫升高覺得有點熱，胃裡七上八下的，不一樣的只是心理活動。

回憶上一次的興奮感覺，你的心理活動是積極的：「我希望一切順利。一定會特別有趣。這個主意真棒！」再回憶你上一次的焦慮感覺，你的心理活動是消極的：「天哪，我希望不要有壞事發生。萬一不順利怎麼辦？萬一我搞砸了怎麼辦？」如果焦慮和興奮的生理感覺一模一樣，不一樣的只是心理活動，那就改變你的心理活動，換一種角度詮釋你的焦慮症狀吧！

那麼大問題來了——焦慮危險嗎？焦慮告訴你它很危險，你最好乖乖遵守它的規矩和謊言。可能從小的家庭教育告訴你，強烈的情緒很危險，善意的照顧者告訴你「別浪費腦細胞」去對付。你也許已經猜到了，我個人不認為焦慮是危險的。事實上，任何情緒，包括焦慮，都有一個重要功能：抓住你的注意力，讓你及時完成需要完成的任務，用「戰鬥或逃跑反應」來保護你的性命（但假警報就成了恐慌發作）。

恐慌發作時，你的身體會經歷生理激發：大腦的杏仁核向全身發出警報訊號。杏仁核結構複雜，是情緒中心和邊緣系統（Limbic System）的一部分，它的功能之一就是恐懼感知和製造恐懼的記憶。杏仁核是「戰鬥或逃跑反應」的大本營，是生存警報的發布站。戰鬥或逃跑警報系統只有「開」和「關」，這樣當你在森林中遠足遇到熊或是面前疾駛來一輛車時，才能迅速作出反應。這也意味著當警報拉響時，你的大腦思維是來不及告訴你危險的真實程度。

跟任何警報系統一樣，你大腦裡的警報系統免不了會有假警報。沒有性命危險的恐慌發作就是假警報，但麻煩的是，它的感覺和真警報一模一樣，每次觸發都能激起你的恐慌。學著辨別恐慌症的假警報，能幫助你贏得恐慌發作的心理遊戲。

第五個謊言：如果它讓我焦慮，我就應該避開它

真實情況：反覆的恐慌發作會製造出更多的壓力，即使你知道它們並不會傷害你。但在壓力之下，很多人開始逃避那些會觸發焦慮或恐慌症狀的情境，例如曾經有過恐慌發作的地點（像是在車裡，如果你恐慌發作時正在開車），以及自認為危險並難以獲得援助的地點（例如飛機、地鐵和擁擠的大商場）。雖然短期內的逃避讓你感到安全，但它必然會加強你的恐慌和焦慮反應。

也有很多人不逃避，而是強迫自己忍受恐懼情境，但恐慌或焦慮並沒有因此減輕，這通常是心理遊戲和思考方式在作祟。如果在整個過程中，你只盼著它能趕快結束，那你怎麼可能獲得積極的效果呢？你需要先解決心理遊戲這部分，否則你的忍受實際上是在強化「情境或症狀很危險」的錯誤信念。

假如你害怕水，你可以強迫自己到湖邊踩水。如果踩水時，你心裡想的是：「這太糟糕了，我真想早一點結束！再也不想做第二次了！」如此不會有任何效果，你也不會從這項練習中受益，因為你的想法實際上強化了「水是恐怖的，應該遠離水」的錯誤信念。

當身處在「會引發焦慮情境」的過程中，我們想要得到的結果是：創造不同的學習方式（後面還會細講）。

第六個謊言：只有軟弱的人才會恐慌發作

真實情況：焦慮或恐慌發作與軟弱或強大一點關係都沒有。在我的經驗裡，這對男性來說是特別難接受的觀點，對女性也是差不多。如果你認為經歷過或表達強烈情緒是軟弱的標誌，那麼你會很難做好恐慌或焦慮管理。其實你可以換一種想法，任何情緒，包括強烈情緒，都是生而為人的正常配備——它們代表你能充分欣賞生活，能對當下情境作出反應。

我經常聽到被診斷有恐慌或焦慮症的人、或焦慮症狀較重的人批評自己。如果你被診斷有高血壓、糖尿病或濕疹，你會如此苛刻地批評自己嗎？怎麼在面對恐慌或焦慮就不同了呢？我認為沒有什麼不同。你只是在解決現實生活中遇到的問題，而不是將它藏起來假裝它不是個問題。能做到直接面對，是需要力量和勇氣的！

第七個謊言：我必須知道下次何時會恐慌發作

真實情況：恐慌會製造一種緊迫感，好像你必須知道下一次發作是什麼時候。想想你生活中的其他領域，你必須知道下一次得流感或感冒是什麼時候嗎？你必須知道下一次被困在暴雨是什麼時候嗎？你必須知道下一次車胎爆裂是什麼時候嗎？如果能知道這些訊息當然好，不知道也沒關係。恐慌發作也是如此。恐慌告訴你這個謊言，就是為了改變你的規則，從而偷竊你的時間、能量和注意力。下一次，試著提醒自己這種訊息既不可能也沒必要。

第五章　恐慌——19個思考錯誤

「你不需要控制你的思維，你只需要停止思維控制你。」

——丹・米爾曼（Dan Millman），作家、史丹佛大學體操教練

在上一章，我們講了有關恐慌的七大謊言，而最大的謊言也許是恐慌把你拉入的心理遊戲。接下來，就來看看恐慌用哪些思考遊戲來欺騙你。恐慌想讓你相信「大腦接收到的錯誤警報是真實存在的危險」，因此極力把你拖入只對它有利卻會傷害你的思考遊戲中，以下是比較常見的思考錯誤：

錯誤一：評判

問題：在恐慌控制你的所有心理遊戲中，我認為評判是最有害的一種。它的具體形式有三種：一、你判斷自己得了焦慮症；二、你評斷自己不能好轉；三、你認為焦慮是可恥的，即使和最親近的友人都難以啟齒。我經常遇到個案對配偶或家人隱瞞自己正在治療焦慮。

解決辦法：從現在開始，停止自我評斷。你的焦慮不是你的錯，真的不是！你要根除這種想法：「我應該知道怎麼對付它。」怎麼可能呢？我是一個受過訓練的職業臨床心理師，我用了好多年才破解焦慮和恐慌的密碼！沒有接受過專業訓練的你，怎麼可能知道如何治療焦慮和恐慌呢？除非哪天焦慮的相關知識納入學校健康教育課程的一部分，我們以及整個社會都消除了對它的歧視、能更公開的談論焦慮，否則在此之前，知道如何對付它只是一種過高的期望。

試一試以下的練習，學著不帶評判地看待你的情緒。

★放鬆與重置的觀想練習

閉上眼睛，想像你面前是一個巨大的電影螢幕，螢幕上正在播放你今天早上剛睡醒的畫面。以三十分鐘為一個單位開始，想一下你在這半小時中做了什麼、想什麼、有什麼感覺。做這個練習時，就像是在看電影一樣，當電影劇情裡發生火災，我們不會真的感到危險而跑出電影院。相反地，我們會觀察並專注，而不會被螢幕裡所呈現的情況給迷惑。請以此相同模式來做這個練習。

例如你早上七點睡醒後，試著這樣描述你一天的生活：「我醒了，懶洋洋地賴在床上；七點半做早餐和喝茶，感覺很放鬆；八點準備上班，感覺有點匆忙……。」描述完畢後，請留意句子裡有沒有「應該」和「不應該」，留意一天中的情緒變化，持續做這個練習，再強烈的情緒也會轉化和消失。

錯誤二：期待最壞的結果

問題：我們都有過這種念頭：「萬一情況變糟了怎麼辦？」可能你已經感到壓力如山大，無力應對更糟糕的情況；也可能你本來很平靜，卻突然開始胡思亂想：「現在我是挺好的，但這會持續多久？下一次恐慌發作是什麼時候？」恐慌最喜歡你這種想法——恐慌根本以此為生！

解決辦法：下次出現這種念頭時，試著對自己說，我沒有預測未來的超能力，就算有，我也會預測一個積極的未來：「萬一情況變好呢？」這樣的想法就不太可能會引發焦慮！

請記住，你正在培養一個新習慣，這意味著：改變對焦慮思維的反應在一段時間內會讓你感覺不自在，這是意料中的事，繼續練習就好。要讓新習慣變成第二天性需要大量的練習，當你突然發現自己已經很久沒做以前常做的事，表示你的新習慣養成了。我經常讓我的個案去留意，雖然他們變得焦慮，但他們並未如預期的讓焦慮變成恐慌發作，這就是內在改變的跡象。

錯誤三：專注在消極面

問題：恐慌會自動把你的注意力拉到消極面，你的內心會這樣對話：「這個星期我已經焦慮整整三天了，竟然還沒好轉！我無法相信自己還困在裡面掙扎，完全沒有喘息的時候。大家都看到我在演講開始時就恐慌了。」

解決辦法：好消息是，雖然恐慌和焦慮會讓你專注在消極面，但你不用一直盯著它看！把畫面拉遠看全景，問自己：「什麼部分是我做得不錯、很好的、特別好的？」

錯誤四：無視積極面

問題：當你的時間、注意力和能量全都被恐慌占據時，恐慌就會變得更強大。焦慮或恐慌剛發作時，我們很自然地關注它，但不能一直如此，你越在意，感覺就會越糟糕。

解決辦法：後退一步告訴自己：「恐慌只是一部分，在此之後會出現積極或不受影響的經驗。」然後在腦中列舉它們，你會感覺更好些。

下次當焦慮探出頭時，試試以下練習：

★消除內在批評的練習

用中性或積極的詞彙描述周圍環境。如果你在廚房吃早餐，你可以說：「我正坐在木質圓桌前，坐在有軟墊的椅子上，碟子裡有一片麵包和一些果醬，爐台上有一壺咖啡，咖啡壺旁的水果籃裝滿了蘋果和香蕉。廚房的色調是藍色，櫥櫃是白色，廚房用具是不鏽鋼的，地板是木質的。百葉窗透進一縷陽光，窗外的櫻桃樹開花了。」用一點時間認真觀察你的環境，完成練習後，留意自己的感覺。

如果你周圍有人，你可以說：「我正在和傑克、麗莎見面，我們坐在咖啡廳吃商務午餐，傑克談了最新的併購案，麗莎說到維護公司的一些策略，傑克就此提出他的想法。」你會發現幾分鐘之內，你的注意力就從焦慮回到了現實活動中。完成練習後，留意你身上出現的任何積極效果。

錯誤五：全有或全無（非黑即白）思考

問題：全有或全無思考會讓你的焦慮上升。這種思考方式會把事物劃歸到截然不同的類型上，例如焦慮／不焦慮、恐慌／平靜。當然，在真實世界中，焦慮和恐慌並不能被劃入這麼嚴格的類別。事實上，零焦慮並不理想，這很可能意味著你沒有充分體驗生命。

解決辦法：不要把焦慮想成一個開關，要把它想成一個範圍。我鼓勵我的個案們用1至10分來描述自己的焦慮程度，1分表示程度最低。試著每天三次、連續一周為你的焦慮打分數，留意一天中的分數變化。

當你有一點焦慮時，這其實是在提醒你某件事需要你注意：需要打的電話、必須支付的帳單、需要參加的聚會。當焦慮分數上升到恐慌程度時，就是在警告你必須立即剎車避免車禍，或是過馬路時避開迎面而來的車輛。我們很少想到焦慮的好處，其實想在複雜世界裡生存和達到目標，我們是離不開焦慮的。你擺脫不了它，也不想真的擺脫它，學著讓它不失控，讓它對你有所幫助。

錯誤六：災難化

問題：災難化思考是指把一個念頭透過一連串的「萬一」演變成最糟糕的情境。例如說：「我現在感到有一點焦慮，萬一逛街時恐慌發作怎麼辦？萬一我需要安靜迅速地離開現場呢？我可能會在商場裡暈倒，那就太丟臉了。我今天還是待在家裡吧，這會是痛苦難熬的一天。」

解決辦法：你注意到了嗎？最初的念頭只是有一點焦慮，最後竟然演變成一整天都痛苦難熬。真相是，你並沒有預測未來的能力，你預測的結果是不可靠的。你說你是例外？好吧，我祝福你靠預測未來發大財！試著抓住你的災難化思考，問問自己最初的煩惱是什麼

——通常都不會很嚴重，然後把反應縮小到和最初的煩惱相匹配的程度。

錯誤七：我再也受不了了！

問題：有時候我們和某個東西對抗久了，會感覺疲憊、失意，變得憂鬱、灰心喪氣，好像再也受不了了、再也不想繼續抗爭下去。這種感覺雖然正常，但本質上等於允許焦慮和恐慌掌控你的生活，它們就是這麼贏的。

解決辦法：別舉白旗，別放棄！你受得了。你已經堅持了這麼久，現在又有了管理焦慮和恐慌的行動方案，所以開始專注在你的優勢上吧！

錯誤八：指責

問題：指責有很多種形式，指責自己，指責別人，或可以指責更高的權力者。總而言之，我發現指責會適得其反。

解決辦法：焦慮不是你的錯，不是你決定要焦慮的，也不是因為你做錯了什麼才「得到」焦慮。指責別人毫無意義，你只能改變和把自己變強。指責更高權力者同樣會有反效果，我們可以選擇相信有懲罰性的一般力量，或選擇相信仁慈的力量，選擇權都在於你。這引出了下一個思考錯誤，即「公平」宇宙謬論。

錯誤九：「公平」宇宙謬論

問題：世界是不公平的。你整日與焦慮爭鬥，別人卻開開心心的，這不公平。宇宙中的不平衡是個哲學問題，認為「一切都應該是公平」的期望是一種偏誤思考。因為我們只關注在對自己不利的不公平，卻忽視了對自己有利的不公平。

解決辦法：如果你心中有這個疑問，試試以下的練習。

★宇宙的饋贈

寫下一些對你有利的不公平，例如你有正常的視覺、聽覺、運動能力、某領域的豐富知識或技能，查看列表清單並留意自己的感受。

對我有利的不公平且是正面積極的有：

1. ______
2. ______
3. ______
4. ______
5. ______
6. ______
7. ______

錯誤十：讀心術

問題：讀心術是指你認定自己知道別人在想什麼，以及他們對你做的推論（往往是負面的推論）。當你焦慮或恐慌發作時，你內心的對話是這樣：「每個人都會注意到我在恐慌，認為我很軟弱，沒有能力管理好自己的情緒！」或「她會看見我的手在顫抖，很可能不想再和我約會了！」

解決辦法：一般來說，讀心術是很不可靠的。我們在推敲時不僅會出現錯誤，而且忘記一個很重要的事實，就是別人腦中思考的主要是他們自己的問題。他們不太可能對其他人的行為只做出負面解釋。如果你想要做讀心術，下次提醒自己，別人可能並沒有那麼仔細地在注意你，即使有，他們對你做出中立或正面解讀的可能性和負面的一樣多。

錯誤十一：過度類化（以偏概全）

問題：過度類化是指，把一個單一事件類推到所有的情境，例如：「我去年逛街的時候恐慌發作，所以我不應該一個人去逛街，或乾脆不要去商場和超市。」

解決辦法：下一次你再過度類化時，對自己說：「那只是單一事件，我不打算對將會發生的事情做廣泛的假設，我靜觀其變。」

錯誤十二：個人化

問題：個人化是指將他人的行為看作是與自己有直接相關、或是針對自己的回應，例如：「他在皺眉，因為他看出來我很緊張、我的表現很糟糕。」、「她表現得不友好，因為她看得出來我快緊張死了。」

解決辦法：真相是，他人的行為大多是基於他們自身的性格和經歷，我們沒有足夠多的訊息能去了解並得出準確結論。下一次試著對自己說：「他們的反應是來自於他們自己的事情，不是關於我的。」

錯誤十三：應該

問題：「應該」是指我們從小就被灌輸的行為規則。我應該刷牙、應該每天洗澡、應該信守諾言、應該改正錯誤……當我們試圖把這些僵化的規則運用到情感生活時，問題就出現了：「我不應該焦慮，我應該控制情緒，我應該停止這種感覺。」

解決辦法：我們的情感生活並不遵從這些規則，要留意並拋棄這些「應該」，它們不必要也不利於我們管理恐慌或焦慮。下次遇到「應該」的情緒時，試著保持靈活和自我疼惜的態度。

錯誤十四：貼標籤

問題：貼標籤是指經歷焦慮時會給自己貼上負面標籤，如「失敗者」、「弱者」、「焦慮者」，內心的對話是這樣：「我今天恐慌到出不了門，真失敗。」或「我沒見過比我更焦慮的人，沒辦法，只能去習慣這種感覺了。」貼標籤的破壞力極強，因為它在訓斥、貶低我們自己，會削弱我們的成長能力。

錯誤十五：另一邊的草更綠

問題：我們都有過這種感覺，似乎別人比我們來得輕鬆，似乎別人天生就能從容應對生活、管理焦慮、活得很快樂！

解決辦法：表面上毫不費力、自然而然就會，這通常是多年的習慣養成的結果。就像欣賞芭蕾舞大師的舞蹈，動作如此自然流暢，讓我們忘了這是十年甚至二十年磨練的成果！不要被外表迷惑，不要認為別人真的都毫不費力。你可以每天念念「咒語」或說些肯定語，對自己重複說積極的話。

例如：

我每天都在學習能更好地掌控自己的焦慮。

當我開始練習新技巧時，更平靜安寧的生活正在朝我走來。

為了阻止恐慌的侵擾，我正在學著改變思維。

錯誤十六：自憐

問題：與焦慮和恐慌爭鬥實在太累了！當我們精疲力盡時，我們的思維會捲入惡性循環，我們開始自憐自艾，感覺變得更糟、更孤獨。這時我們的內心對話是這樣的：「為什麼倒楣的人是我？本來都挺好的啊，我究竟做了什麼要落得如此下場？好痛苦！」

解決辦法：自憐是有毒、短視的，不要自憐，要自我疼惜。善待自己，別陷入自憐的消極漩渦。自我疼惜的內心對話是這樣：「此刻焦慮真的讓我很痛苦，但我知道，如果我不放棄治療就一定會好轉。」

錯誤十七：過度思考

問題：我們都有過這樣的經驗，開始思考某個事物後，很快就陷入權衡其優缺點的遊戲中，甚至忘了一開始為什麼會想到它！過度思考會導致「決定延遲」和「逃避」。你以為你是在解決問題，實際上是過度思考，學會區分兩者很重要。

解決辦法：所謂的解決問題，是指明確定義當前或未來的處境或困境，找到可能的解決辦法（辦法一、辦法二、辦法三……等），選擇其中一個先去做。過度思考會讓人無法明確定義當前的問題，且找到的解決辦法也是模糊、基於「萬一」情境的。既然你無法明確定義問題，就無法找到明確的解決方法，所以只能一直原地打轉。

錯誤十八：情緒化推理

問題：情緒化推理是把情緒作為「某件事是真實」的證據。心理對話是這樣的：「嘗試新事物或產生焦慮都讓我感覺很糟，所以我不應該嘗試，反正結果會很糟糕。」或「我好焦慮，肯定哪裡出問題了！」

解決辦法：事實上，我們的內在智慧是推理和直覺的結合體。問問自己，除了情緒，還有什麼證據能證明它是真的？

錯誤十九：沉浸在過去

問題：忽然之間，我們開始追憶過去，曾經犯過的錯如潮水般在腦海裡翻滾，激發起強烈的後悔、憤怒或悲傷：「我應該那麼做。」、「我應該那麼說。」事後諸葛的好處是，似乎一切都清楚了。此時我們會有兩種選擇：一種是認識自己，另一種是責備自己。

解決辦法：我認為認識自己是一件能全贏的事，責備自己是一件會全輸的事。我不是說你不應該為自己的行為負責任，在我看來，責備自己不等於負責任，只是一種不負責任的自我責備罷了。而透過認識自己，你才可能意識到你需要改變或負責。認識自己，審視自己的行為，你才可能做出能改變當下和未來的決定。

關於過去，你抱持怎樣的信念？你相信「歷史注定會重複」嗎？過去是命中注定，或僅是今日的起始點？如果你的信念把你和過去消極地捆綁在一起，請仔細審視它們。過去已經過去了，你無法改變，審視過去的唯一價值是重新定義它在今天的意義。如果你的過去充斥著恐慌或焦慮，你會很難想像沒有它們的未來，但還是要試著去想像！

我認為，「回顧過去」是為了讓今天的你過得不同、更好、更充實、更真實。如果你覺得過去的某些事情與你今天的焦慮有關聯，請回想一下你的過去是如何影響今天的思維和行為。

問問自己：今天的反應和過去一樣嗎？這樣的反應仍然合理嗎？你希望今天如何反應？你想對自己說什麼來放棄這種過時的反應呢？允許自己重新定義，允許自己原諒任何曾經的錯，允許自己放手，允許自己測試和體驗不同的存在方式。留意你自己的感覺。

第六章　了解恐慌

「勇氣並不代表沒有恐懼，而是意識到別的東西也很重要。」

——史蒂芬・柯維（Stephen R. Covey），管理學大師

你的信念是思考產生的結果，所以檢視一下自己的信念，因為我們傾向於相印自己的思考，並按照相信的想法來採取行動。請認真審視以下信念是否適用於你？

信念一：我很脆弱

這是一連串跟脆弱有關的思緒：「我太敏感，所以我必須非常小心。」或「焦慮是我家的遺傳病，我無能為力。」或「有的人天生冷靜，我天生反應過度。」事實上，你的信念是你所養成的習慣的副產品。如果你一直對自己說同一句話，便會信以為真。

改變習慣的方法是養成新習慣。試著把內心對話改成：「我跟別人一樣有能力打敗焦慮或恐慌。就算焦慮是家族遺傳，也不是我的命，我還是可以改變我的應對方式。我的過去主宰不了我的未來，如果我想擁有一個更平和的未來，我要做的就是練習焦慮管理技巧，直到它們成為我的新習慣。」

信念二：我能承受的焦慮和不安只有這麼多

這是一個很常見的錯誤信念：我應該極力逃避焦慮，因為它會傷害我，我必須保護自己以求安全。你能承受的情緒真的沒有上限，從輕微到強烈，你體驗到的情緒千差萬別。所有情緒的存在都是有原因的，強烈的情緒能讓你深刻體驗到生命的燦爛。大部分人都被教導說，情緒有「好的情緒」和「壞的情緒」，這想法雖然很普及，但這並不正確，而且會導致我們心生羞愧、批評自然的人類反應。試試以下這個練習。

★情緒接納的練習

在接下來的二十四小時內，每當你體驗到一個中度到強烈的情緒時，重複說這個句子：

「我感到＿＿＿＿＿＿＿＿＿＿＿＿＿＿＿＿（帶入情緒），這很正常！」說完後，留意自己感覺上的變化。

信念三：我有缺陷，我有毛病（否則我早就好了）

事實是，你沒有任何的錯，你只是有焦慮或恐慌，這真的沒什麼，它是普遍性的問題，在美國就有二○％的人受到影響。只是大家都不聲張，覺得丟臉、孤立無援。我想告訴你的是，焦慮或恐慌的起因很複雜，至今都沒有被完全理解，但有一點很明確，那就是：不是你的錯。你沒有做錯什麼，你也沒有「染上」焦慮或恐慌，它就是自然而然地出現，掌控了你的生活。我親愛的讀者，你沒有錯，你唯一需要關注的是如何好轉！

信念四：我沒救了

對於這個日趨普遍的病症，你還沒能找到解決辦法讓自己痊癒，這不是你的錯。我曾經看過研究，人們一般會等待七年才去尋求專業幫助，也就是說他們已經被折磨了很長時間！打敗焦慮和恐慌需要知識、技巧和練習，你現在沒找到解決辦法，不表示你找不到解決辦法或沒有能力去做，我見證過成千上百的人克服了焦慮和恐慌而痊癒。

★尋找優勢的練習

寫下一些你的優勢和成就，每天都寫，持續一週。如果你寫不出來，就讓親友幫你想。一週之後讀一讀，留意自己的感覺。

我的優勢和成就：

1.

2.

3.

4.

5.

6.

7.

8.

9.

10.

第七章 當你開始恐慌時，如何調整思考方式？

「相信自己做得到，你就成功了一半。」

——西奧多．羅斯福（Theodore Roosevelt），前美國總統

恐慌發作時，你可以採取以下方式。第一，提醒自己：恐慌會讓你不適但並不危險；第二，不適是暫時的，無須你介入它就會自行消失；第三，與恐慌想要你做的反過來做，保持注意力向外。你的思緒有時會飄向內部感覺，你要接納它的出現，定出一個應對計畫。練習使用中性詞彙來描述你所處的空間或情境，專注於你需要做的事（雜事或工作）或想要做的事（興趣愛好或自我照顧），不要評價這些事的進展，你此時的目標和解決方案是：真正地

投入你的生活中而不是投入到焦慮想法中。

讓恐慌知道誰才是老大

為了真正克服恐慌，你必須願意去體驗它。正如我對我的個案解釋的：一旦你掌握了恐慌的心理遊戲，接下來就必須要願意在自己身體上體驗恐慌。你會發現，一旦你掌握了心理遊戲，恐慌發作就變得沒什麼大不了。當然，你還是能感覺到它，但它不再是老大，不會再拖住你一整天的時間。就像你被困在雨裡，你知道它並不危險，即使感到不適也只是暫時的。

所以，我建議你在掌握了恐慌的心理遊戲之後，去主動體驗那些最讓你不舒服的恐慌症狀。如果你對心跳加速感到不適，就試著原地快跑體驗看看；如果是眩暈，就試著坐在椅子上旋轉。一旦你喚起這些症狀，你要允許身體保持自主恢復到之前的狀態，你不要介入，也不要試圖用任何策略或技巧去緩解焦慮或恐慌。繼續做你該做的事，你必須信任你的身體能夠自主恢復。

採取「事情就是這樣」的態度

重要的是，進展到這一步，不要再跟焦慮爭辯，也不要抵制恐慌。你知道真相，你不需要說服焦慮任何事情。知道真相後，就沒必要與恐慌或焦慮爭辯，否則就變成是它們以另一種形式偷竊你的能量、時間、注意力。採取一種「事情就是這樣」的態度：焦慮不會讓我失去知覺，事情就是這樣；我不知道別人在想什麼，事情就是這樣。練習這種反應方式，直到它成為你的第二天性。

第八章　了解社交焦慮

「做你自己，說出你的感受，因為會介意的人都不重要，重要的人都不會介意。」

——蘇斯博士（Dr. Seuss），美國知名童書作家

馬克坐在我的辦公室裡，一臉困惑。他長相出眾，婚姻幸福，有一份令人羨慕的好工作，他和妻子有一群共同的好友，定期去健身房打壁球。最近，馬克在職場上出現了焦慮。第一次焦慮發作是他上台報告，最近幾次發作有點突如其來，像是坐在辦公桌前、視訊會議時、去茶水間倒水的途中。當他聽到我說他可能患有社交焦慮時，馬克一臉訝異。

我們聊起了他和妻子麗茲相遇之前的生活，他在女性面前比較害羞。大一的時候，馬克

在一位好友的介紹下認識了麗茲，麗茲是善於交際的女孩，身邊總有一大群朋友。馬克很快就融入她的圈子，輕而易舉就擁有了熱鬧的社交生活。結婚以後，麗茲繼續規劃他們的社交活動。馬克在每次社交活動前總感覺焦慮，但他以為這是正常的。他措辭小心謹慎，在派對之前總會先排練閒聊的話題。因此，每次社交活動之後，馬克總感覺很疲憊。

後來馬克晉升到現在的職位，他經常要召開臨時會議，向全公司的人做報告。如果準備不充分，他就會感到焦慮，確信自己會說一些蠢話成為公司笑柄。每天上班，他都處於恐懼中，來治療前已經有過多次焦慮發作。

馬克的問題並不罕見。在美國，有四千萬成年人有焦慮症，一千五百萬人有社交焦慮，六百萬人有恐慌症（統計資料截至二〇一六年七月二十三日）。社交焦慮和恐慌症往往同時出現，個案常誤以為恐慌是問題所在，諮詢之後發現社交焦慮才是癥結。如果你患有社交焦慮，你會非常擔心焦慮症狀或恐慌發作為自己社交方面帶來的後果，於是出現極端不適應社交情境並極力逃避，害怕被人評斷，害怕做錯事、說錯話、丟人現眼。當你在社交情境中時，你會覺得好像有閃光燈打在身上，你的任何錯誤不僅會被凸顯出來，更會被放大。你以前喜歡做的事情會變得很難進行，例如約會、某些社交聚會、學校或職場活動。還有一部分人僅在公開演講、登台表演等情境中會出現社交焦慮。

珍妮在恐慌頻繁發作後來找我。她描述說，只要別人邀請她去派對，她就會感到特別焦慮甚至恐慌發作。她害怕丟臉，如果是跟別人一起去，萬一她恐慌發作不得不提前離開，同伴會發現的，所以她都是獨自去，毫無樂趣可言。她覺得好像有一個巨大的閃光燈照在自己身上，再小的錯誤都會被放大。有時候她乾脆避而不見，害怕症狀會嚴重到引人側目的程度。

珍妮的經驗在焦慮症患者中很普遍。我們來看美國精神醫學學會（American Psychiatric Association）出版的《精神疾病診斷與統計手冊第五版》（*Diagnostic and Statistical Manual of Mental Disorders*；簡稱DSM），當中對社交焦慮（Social Anxiety）的正式臨床定義是：

A. 對一種或多種社交情境的持續恐懼，例如接觸不熟悉的人或受人苛責，害怕自己會做出難堪和丟臉的舉動（或表現出焦慮症狀）。

B. 當暴露在自己害怕的情境時，幾乎無可避免地會觸發焦慮，其形式可能是情境觸發型（situationally bound）的恐慌發作，或是情境誘發型（situationally predisposed）的恐慌發作。

C.個體意識到自己的恐懼是非理性或過度的。

D.會逃避自己所恐懼的社交情境，或在面對這種情境時，極力忍受著強烈的焦慮與不適。

E.因恐懼社交情境所引發的逃避、預期的焦慮或痛苦，嚴重干擾個體的日常生活、職業（學業）表現、社交活動和人際關係，或對自己有恐懼症明顯感到痛苦。

F.恐懼、焦慮或逃避是持續的，通常持續六個月或更長時間。

G.這種恐懼或逃避不是來自於某種物質（例如藥物或毒品）直接造成的生理影響，或因一般醫學狀況所造成，而且沒有其他精神疾病能為此作出更好的解釋……。

社交焦慮的本質是對批評和難堪的恐懼，這的確很容易理解，因為大多數人都不想被排除在社交圈外。從進化觀點來看，這種願望是合理的，待在群體裡，有庇護所，有共享的資源，人們的生存機率更大。社交焦慮患者總想控制別人對自己的看法，對社交情境的得體行為總有一套刻板的規矩，過分要求自己要脾氣好、要有禮貌。他們也知道這是非理性的錯誤信念，卻無法擺脫它的控制。

想克服社交焦慮，要先做到以下這些。第一，有必要理解社交焦慮的心理遊戲，看穿社交焦慮的謊言；第二，挑戰那些助長社交焦慮的思考謬誤和錯誤信念；第三，要觀察哪些活動是你極力逃避或忍耐的，有規劃地去參與這些活動，直到不再焦慮。

每個人對社交焦慮的體驗都不同，以下是部分可能導致社交焦慮的情境清單，請仔細閱讀看哪些符合你的狀況：

- 在公共場合吃飯或喝酒
- 調情
- 邀請意中人去約會
- 當眾講話
- 參加表演，例如演話劇
- 登台唱歌或唱卡拉OK
- 在婚禮上致詞

- 和權威人士說話
- 到商店辦理退貨
- 參加派對或社交聚會
- 舉辦派對或社交聚會
- 在公共廁所如廁
- 課堂發言，職場發言
- 和不熟悉的人或陌生人說話
- 在會議或派對開始後才進去
- 工作時被人旁觀
- 打電話給不熟悉的人或陌生人
- 當眾跳舞
- 和不熟悉的人目光接觸
- 成為眾人關注的焦點
- 和權威人士交談或被引薦給權威人士

● 被人取笑或批評

★請寫下清單裡沒有、卻會讓你產生社交焦慮的情境：

第九章　社交焦慮的謊言和思考錯誤

「你腦袋裡有大腦，鞋子裡有腳，你可以走任何你選擇的方向。沒有別人可以依靠，你有自知之明，只有你能決定自己要去往何方。」

——蘇斯博士，美國知名童書作家

你的社交焦慮是這樣欺騙你的：

謊言一：別人能看出我是不是在焦慮，會嚴厲地批評我

事實上，大多數時候，別人根本不會注意你的內心狀態。人家關注的是他們自己、自己的問題和自己的情緒。偶爾你的焦慮症狀會比較明顯，臉頰泛紅、口吃、大量出汗，但即使是這種情況，別人也不會一眼看穿你在焦慮，他們可能會以為你太熱、吃辣或生病身體不適。

假設別人真的看出你在焦慮，這意味著什麼？你的社交焦慮告訴你：他們會鄙視你，但實際上，這表示他們更能理解你，或至少同情你。你的不完美使你更有人性、更有血有肉、更容易親近。

想一想在你認識的人當中，有沒有特別完美的人？你覺得他們容易親近嗎？你有多喜歡依賴他們？答案恐怕是：這種人不太多，他們很難相處。再想一想你最親密的朋友，你都了解並接納他們的缺點嗎？這些缺點會影響你對他們的好感度嗎？

好消息是，你的焦慮只會被你自己看見，偶爾被別人看見了，也只會讓你顯得更可愛、更讓人喜歡！

謊言二：每一個社交場合都會有正確和錯誤的行為方式

你能發現這個謊言裡的全有或全無（非黑即白）思考錯誤嗎？這是偽二分法，社交情境是複雜微妙的，不存在絕對正確的方式。因此，想找到這種絕對正確的方式完全是白費力氣。事實上，每一種文化和次文化的得體社交行為都不同，你能做的就是盡力而為，如果出錯了，就吸取教訓繼續前行。

謊言三：我必須努力控制別人對我的看法

幾千年前，著名的古希臘哲學家柏拉圖說過：「我們無法控制我們的聲譽。」到如今，這依然是真理。儘快放棄「控制他人看法」的幻覺，專注於我們能做的，信守自己的價值觀和諾言，誠實正直地生活，其餘的都不要去控制。

當然，有些人的工作就是管理聲譽，他們相信聲譽是可以被操縱的。真是如此嗎？雖然我們的行為和語言能影響自己的聲譽，但我們並不能完全控制它。別人怎麼想是別人的自由，我們是阻攔不了的。

謊言四：他人對錯誤很苛刻

社交焦慮會告訴你，一旦你出錯，別人會對你很苛刻。

鮑伯在中學階段曾被同學無情地取笑，當時他個頭比較矮，說話還結結巴巴。這段經歷讓他對公眾演講感到極度恐懼。幾年之後，雖然他克服了口吃，但他還是害怕自己會結巴，然後被人取笑。成年以後，每當遇到公開講話，他就非常緊張。於是，他逃避一切職場發言的機會，即便他知道多發言對自己晉升有利。

鮑伯的故事並不罕見。如果你小時候被人取笑過、欺負過，創傷通常會延續到成年以後。小孩子是很殘忍的，因為他們的同理心還沒有發育完全，成年人對人與人之間的差異是更有包容心。如果你有和鮑伯一樣的困擾，請想像一下，如果是別人在公開場合出了錯，你會如何回應？你會故意揪住人家的錯誤或尷尬不放，還是回以同理心？如果你的答案是後者，那麼別人的答案可不可能也是後者呢？

思考錯誤

如果你有社交焦慮，那你很可能正在犯以下幾種或全部的思考錯誤。其中一些和前面講過的恐慌思考錯誤很相似，會有重疊之處。

錯誤一：個人化

問題：認為他人的負面行為是對你的直接回應。

解決辦法：他人的行為大多跟他們自身有關，例如他們是誰、正在經歷什麼事情、前一天晚上睡得好不好等。

錯誤二：讀心術

問題：你認為自己知道別人會怎麼看你。

解決辦法：我們不知道別人在想什麼，最好的做法是專注於善待自己。

錯誤三：貼標籤

問題：給自己貼上各種標籤，例如「我是個失敗者」、「我是個無趣的人」或「我不擅長社交」。

解決辦法：貼標籤會讓你感覺很糟並且增加你的焦慮，最好是練習富有同情心的自我對話。

錯誤四：全有或全無

問題：用非黑即白的觀點看待事物，例如：「我要麼很焦慮，要麼一切都好。」或「我要麼受人尊敬，要麼被人視為社交失敗者。」

解決辦法：生活中的大多數情境都有多種面向。焦慮有輕微、中度和高度之分，尷尬也有輕微、中度和高度之分。當你發現自己的觀點太過極端時，提醒自己尋找中間立場。

錯誤五：算命

問題：自認為知道當前情境會怎樣發展。「我最好別去參加這個派對，因為我會很痛苦，肯定不會開心。」或「我最好想個藉口不做那個投影片報告，因為如果做了，所有人都會知道我無法勝任這份工作。」

解決辦法：專注於當前情境，只關心此刻你需要做什麼。

錯誤六：忽視積極面

問題：只在意情境的消極面，無視或貶低好的一面。

解決辦法：焦慮會自動製造出消極的情緒和想法，你要做的是補充積極的情緒和想法來平衡局面。

錯誤七：專注消極面

問題：只專注在某個經歷的消極面，你會在腦子裡一直重播它（也叫「事後剖析」），或者一直試圖改寫過去發生的某個消極事件。

解決辦法：專注好的一面或進展順利的一面。

錯誤八：災難化

問題：把初始情境用一連串的「萬一」來進行推演，只在意可能出現的最糟結果。

解決辦法：專注於當下你需要應對的情境，解決那個初始問題而非假想問題。

錯誤九：好人有好報

問題：認為在社交場合只要舉止毫無差錯就能成功、就能避免尷尬或不幸，於是你自始至終都保持著禮貌態度，即使有時這種禮貌態度對你沒有好處。

解決辦法：善良或禮貌並不是處理社交焦慮的唯一答案，有時候你必須果斷一些——設立界限、表達你的不滿或直接離開。世上不存在完美的社交互動，即便情況不盡如人意，人們通常會快速地讓它過去。

社交焦慮的信念

以下的社交焦慮信念，看看它們符合你的程度有多少。

信念一：我不討人喜歡

問題：社交焦慮會讓我們質疑自身討人喜歡的程度和滿意的程度，懷疑自己不如別人討人喜歡，所以在社交場合才屢屢受挫。這是一種很普遍的錯誤信念，必須要糾正。

解決辦法：看看那些不討人喜歡但獲得社交成功的人。德國政治人物阿道夫．希特勒（Adolf Hitler），他是演說家也是大屠殺的罪魁禍首；查爾斯．曼森（Charles Manson），他是連續殺人犯，但他同時是一個有魅力的人，在社交方面成功，吸引很多女性。我想說的是，討不討人喜歡這件事根本無須你費心。在我的經驗裡，我從未遇過社交焦慮患者真的有這方面的問題。姑且假設你是個討人喜歡的人，但這不代表你會被所有人喜歡，你控制不了這個。有的人就是不會喜歡你，這沒有關係。真的，不是每個人都會或必須要喜歡你，這真的不是你需要解決的問題。你必須接受這一點：有時候有的人不知何故就是不喜歡你。

信念二：我不配

問題：也許在內心深處，你懷疑自己不夠好或「不配」有良好的社交關係和經歷。

解決辦法：「歸屬感」以及「與他人親近」是人的基本需求，不需要你做什麼去「配得上」，你本來就配得上。如果你不這麼認為，請問問自己：「是什麼讓我不配？」大多數時候，答案是：「沒有什麼讓我不配。」這就對了。有時候，答案揭露了你的不安全感，「我沒有吸引力」或「我不善言談」或「我沒有幽默感」。答案會出現一種隱隱約約不夠好的感覺。無論你的答案是什麼，你都可能犯了完美主義的錯誤。沒有人能擁有無瑕疵的美麗，百分之百的能言善辯，或者所向披靡的幽默感。連選美皇后的照片都會經過修圖，職業演講家也會有出錯的時候，最偉大的喜劇演員也會講出不好笑的橋段。把注意力轉移到你的優勢上，你會開始發現自己擁有什麼，而非缺少什麼。

信念三：我很無助，不能自立

問題：如果你有社交焦慮，你可能會過度依賴擅長社交的朋友或家人。與他們在一起時，你在社交場合中會感到很輕鬆，你只和那些讓你感覺「安全」的人交往。但這會局限你的社交範圍，並進一步強化了你不能自立的信念。

解決辦法：儘快放下手邊的「枴杖」，在沒有「安全人士」或「安全物品」的陪同下，去做讓自己感到恐懼的事。實際多做幾次就能變得更容易了。

★寫下任何可能符合你的社交焦慮的消極信念，包括這裡沒提到的：

信念四：每一個場合都有正確的行為方式

問題：你認為在每一個情境中都有正確的行為方式，當你的行為不正確，或你認定自己沒有能力做到正確時，你的焦慮就會上升。更糟糕的是，有時候你甚至懷疑自己無法知道什麼是正確的行為方式，只能忍痛撐下去或者乾脆逃避那些社交情境。

解決辦法：回憶一下，你欽佩的人是否曾在社交場合中出錯或做過出格的事嗎？有什麼後果？他們是怎麼應對的？是不是幾乎沒有人留意到這些錯誤，或者留意到了但很快就忘了？

安全的舉止

我們會做各式各樣的事來讓自己更舒適安心，但對社交焦慮而言，這可能會轉變為一種加劇焦慮的儀式化行為。例如，社交活動前你可能必須喝杯紅酒，並不是因為你嗜酒如命，而是因為你養成了一種儀式化行為，不喝酒就不踏實。一些安全舉止的例子有：

- 在社交場合總是需要熟人陪著你，但其實並無必要。
- 在派對或社交聚會上總是要先喝一兩杯酒來放鬆，然後才能開始社交活動。
- 在社交聚會上，為了避免社交，總是讓自己忙於某個活動，例如清潔環境、幫主人端菜或其他能讓你免於成為客人的事。

- 不管去哪裡都隨身攜帶某樣東西，例如吉祥物、幸運石或你通常並不需要的焦慮藥物，因為它們能給你安全感。
- 反覆尋求別人的肯定，例如得體的社交行為、你的衣著、你給別人的印象等。
- 為了一個公開談話或表演做了過度準備。
- 在出席社交場合之前，必須重複某個行為，例如花很長時間化妝、整理頭髮、挑選衣服或過度修飾，照鏡子必須很仔細，必須念一句禱告或鼓勵的話，必須讀幾頁關於克服焦慮的書。

安全的舉止是一種逃避，它阻礙你充分體驗焦慮的潮起潮落，你必須放棄並消除任何形式的安全舉止，這對你很重要。列出你的所有安全舉止行為，按照放棄的難易程度排序，從最容易的開始依次消除放棄。如果你覺得自己一個人完成不了，可以找一個負責任的好友或專業治療師幫忙。

★思考一下你現在有哪些安全舉止，寫在下面：

社交焦慮的關鍵恐懼——那又怎樣

你的關鍵恐懼是什麼？答案往往藏在你極力逃避或引發你極大焦慮的事情中。問問自己，如果你想像中最糟糕的事發生了，你會怎樣？我稱之為「那又怎樣」練習：

例如，如果你害怕當眾演講，問問自己：

問題：如果我當眾演講的時候搞砸了，會發生什麼事？

回答：我會被大家嘲笑。

問題：那又怎樣？

回答：大家會認為我不夠聰明。

問題：那又怎樣？

回答：我就沒有機會晉升了。

問題：那又怎樣？

回答：我在職場上就不會有很大的發展。

問題：那又怎樣？

回答：那我就是個失敗者。

在上述例子中，關鍵恐懼就是——犯一次錯，然後被人視為一個失敗者。

社交焦慮的關鍵恐懼清單

- 當眾出錯，被人視為失敗者或無能。
- 評斷，被人視為次等的或不夠好
- 做了一些會引起別人嘲笑奚落的事／做了一些令人難堪的事，被人認為不受歡迎或討厭的人

★思考你自己的「那又怎樣」，寫下你的關鍵恐懼：

逃避積極的關注

到目前為止，我們一直著重在社交焦慮導致你想要逃避消極的後果，例如被取笑、被批評或難堪出糗。但社交焦慮還會導致你去逃避積極的關注，就是當情況順利時你得到的關注，像是讚美、表揚、獎項等認同。

大多數社交焦慮患者都會逃避積極的關注，因為害怕無意中出錯導致被批評或丟臉。如果你有社交焦慮，任何的關注你都不想要。這的確挺麻煩，因為被關注是不可避免的，像是生日聚會、畢業典禮、特定工作場合等，都是必然會帶來積極關注的情境。

首先，寫下一些會給你帶來積極關注的情境，從易到難排序，從最容易的開始依次寫下，由此來進行練習。

★寫下你極力想要逃避、會讓你被積極關注的情境：

第三部 ——★

針對情境打造行動計畫

「沒有行動會滋長懷疑和恐懼，行動會助長自信和勇氣。如果你想征服恐懼，不要坐在家裡空想，去外面忙碌起來。」

——戴爾・卡內基（Dale Carnegie），知名人際關係學大師

第十章　U.N.L.O.C.K.的恐慌行動步驟

到這裡，我們已經討論了如何管理思考和信念。第三部分將集中在如何針對焦慮和恐慌定出具體的行動計畫。如果你發現有重複的地方，那是因為兩者的治療有相似之處。第三部分的關鍵內容是行動步驟，請花點時間定出你的個人行動計畫並付諸行動。假如你遇到困難，有一章會教你如何從卡住的地方跳出來。主要有以下幾個步驟：

1. **理解**（Understand）。了解恐慌症狀和恐慌週期的真實情況，這能分辨恐慌對你說的謊言。
2. **否定**（Negate）。否認和消除恐慌的思考錯誤，辨識並抵制會助長恐慌的消極信念。

3. **利用**（Leverage）。利用恐懼（讓你感到害怕的恐慌症狀），練習去面對那些會讓你恐懼的恐慌症狀，直到你不再害怕它們。

4. **開放性**（Openness）。你要為此培養開放的態度——就是你將和恐慌建立非常不同的關係，並接納這會影響你的生活。還要相信事情可能會比你預期得更好。

5. **同情心**（Compassion）。培養並練習自我疼惜。

6. **點燃激發**（Kindle）。從較小的步驟做起，點燃更大的改變。先面對你不那麼恐懼的症狀和情境，等擁有了足夠的力量再前進，再去面對你更為害怕的症狀和情境。

步驟一：理解恐慌

回顧前面講過的恐慌情境，寫下恐慌告訴你的謊言並反駁它們。

例如：恐慌告訴我，我會昏倒，但這並不符合我身體真正的生理反應。

步驟二：否定謊言

寫下當你感到恐慌時或可能導致更多恐慌症狀的思考錯誤：

1.

2.

3.

4.

5.

寫下恐慌時被觸發的消極或無益的信念，以及它們為什麼是錯誤的：

1.

2.

3.

步驟三：利用你的恐懼

是時候利用你的恐懼了。記住，即使你覺得對手比你強大，你依然可以借力使力獲得勝利！你可以故意觸發你的恐慌症狀。利用這些症狀來幫助你進行治療和對抗。這麼做，你就能把恐慌的力量運用來幫助推動自己的目標。

寫下恐慌發作時最讓你恐懼的症狀。例如：呼吸急促、眩暈、噁心、手部刺痛和心跳加速。

讓我恐懼的症狀有：

接著，寫下一些你要練習的行為活動，它們能幫助觸發啟動這些症狀。例如：

- 心跳加速——快速跑或原地跑六十秒讓心跳加快
- 眩暈——坐在椅子上打轉旋轉
- 感到快要昏厥——用一根小吸管呼吸

列出讓我恐懼的症狀和我要練習的行為活動：

1.
2.
3.
4.
5.
6.
7.
8.
9.
10.

練習完畢後，回顧行為活動清單以及任何妨礙你努力或進步的信念，把這些都寫下來：

持續練習，直到你不再恐懼你的症狀。這種類型的練習稱為「暴露」，因為你把自己暴露於恐懼的症狀中。在練習過程裡，不要試圖用你可能想到的任何方式來減輕焦慮，包括用思考技巧、呼吸法及其他放鬆手段。請留意你可能出現的任何安全舉止——即你用來減輕恐慌或焦慮的行為或規則，它會干擾你的「暴露」。在沒有安全舉止的情況下，最好先嘗試容易一點的「暴露」，之後再嘗試難一點的。相信自己，如果你之前已經做好準備面對恐慌的心理遊戲，那麼你的焦慮將會自動減輕，堅持練習就好！

步驟四：開放性

想像一下，當你不再害怕恐慌症狀時，你會有什麼感覺和想法，把它們寫下來。你的想像可以更陽光一些，如果你平時想的是「這個技巧肯定沒用」，那就轉換成「我無法預測未來，這個技巧也許有用，試一試沒壞處」。寫下一些句子，來表達出你對不同的、更積極的結果的開放態度：

步驟五：同情心

改變是一場持久戰，當你的練習不是很完美時、當你出錯時，一定要對自己保持同情心。把自己當成好朋友或小孩子，溫柔而不苛責地對話。例如：我正在學習某些技巧，在這個過程中我會出錯，但這表示我也是個活生生的人。

當你對自己或自己的進展不滿意時，你可以用富有同情心的方式來回應自己，把這些方式寫下來：

步驟六：點燃激發——小改變觸發大改變

你因為害怕恐慌症狀而一再逃避或忍耐的行為活動有哪些？把它們從最容易到最難依次排序：

1. ______
2. ______
3. ______
4. ______
5. ______
6. ______
7. ______
8. ______
9. ______

10.

練習這些行為活動，直到它們不再製造焦慮，直到你不再恐懼它們。

第十一章　U.N.L.O.C.K.的社交焦慮行動步驟

「學了但不做，不算真的學；懂了但不做，不算真的懂。」

——史蒂芬．柯維，管理學大師

以下是打敗社交焦慮的U.N.L.O.C.K.行動步驟：

1. **理解**（Understand）。了解社交焦慮的真實情況，分辨社交焦慮對你說的謊言。
2. **否定**（Negate）。否定和消除社交焦慮的思考錯誤，辨識和拒絕會助長社交焦慮的消極信念。

3. **利用**（Leverage）。透過練習來利用讓你恐懼的社交焦慮，直到你不再害怕它們。找出你自己的「那又怎樣」。列出能啟動觸發你關鍵恐懼的若干行為，按照難易程度排序，從最容易的做起。

4. **開放性**（Openness）。你要為此培養開放的態度——就是你將和社交焦慮建立非常不同的關係，並接納這會影響你的生活。還要相信結果可能會比社交焦慮給你的暗示更正向。

5. **同情心**（Compassion）。培養並練習自我疼惜。

6. **點燃激發**（Kindle）。從較小的步驟做起，點燃更大的改變。先面對你不那麼恐懼的情境，再去面對你更為恐懼的情境，如此能創造推動力和更大的改變。

步驟一：理解社交焦慮

回顧前面講過有關社交焦慮對你說的謊言，寫下這些謊言並加以反駁。例如：社交焦慮正在對我說，每個人都在注意我的一舉一動，但實際上大家都只注意他們自己的生活和自己的問題。

步驟二：否定社交焦慮的思考錯誤和負面信念

寫下當你感到社交焦慮時或可能導致更多社交焦慮症狀時的錯誤思考：

1.
2.
3.
4.
5.

寫下焦慮觸發的消極或無益信念，以及它們為什麼是錯誤的原因：

1.
2.
3.

步驟三：利用你的恐懼

寫下你的關鍵恐懼。例如害怕出錯、被人批評、被人嘲笑或奚落。

1. ____________________

2. ____________________

3. ____________________

4. ____________________

5. ____________________

寫下一些能啟動觸發你關鍵恐懼的行為活動，刻意練習這些行為活動。在練習過程中不要試圖用自嘲來掩飾尷尬或故意譁眾取寵。

觸發「出錯」的恐懼行為活動：

1. 到商店用現金買東西拿到找零，質疑店員找錯零錢給你，慢慢數，然後承認你搞錯了。
2. 在電梯裡當著很多陌生人的面按錯電梯樓層。有個好辦法是，你先去高樓層的大廳等電梯，看到很多人搭上電梯你再進去，等其他人都按完樓層後，你故意按比別人低的樓層。你的目標是要讓自己的行為引人注意，影響到其他人。
3. 故意念錯某個東西的名字，例如咖啡店的某種常見飲品，故意大聲念錯，不要笑。

觸發「被人批評」的恐懼行為活動：

1. 穿一件很隨意的衣服，像是T恤、睡褲或運動褲，去逛高級精品店或時裝店，要求店員給你看很貴的衣服。
2. 「不小心」碰倒商店展示架上幾件不易碎的商品（例如圍巾或帽子），故意誇張地撿起來，讓人注意到你碰倒東西。

3.「不小心」把裝滿水的塑膠瓶或杯子掉在地上，自己把地上拖乾淨或示意服務人員你需要協助。

觸發「被嘲笑或被奚落」的恐懼行為活動：

1. 去藥妝店挑選幾包衛生紙或避孕藥，拿到收銀台詢問價格，聽到回覆後禮貌地說：「有點太貴了。」然後離開藥妝店。
2. 去百貨公司詢問某個不存在或商場不賣的商品，例如超小款的保險套或是能消除橘皮組織的藥等。
3. 把乾淨的衛生紙塞到牛仔褲後面臀部位置的口袋裡，讓它露出來，不要被夾克或外套遮住。去人多的人行步道散步十分鐘，如果有人注意到還走過來提醒你，說聲謝謝，然後繼續散步。

我觸發關鍵恐懼的行為活動列表：

1.

2.

3.

4.

5.

6.

7.

步驟四：開放性

抱持開放心態：相信你能和社交焦慮建立非常不同的關係，接納社交焦慮對你的生活影響。

請你想像非常不同的存在方式：一、你做了自己會感到恐懼的事情後，可能發現這件事並沒那麼可怕；二、事情可能會比你想像中更順利；三、想像某一天，你的焦慮讓你感到興奮而非恐懼害怕；四、把出錯當作發現新大陸的機會。

步驟五：同情心

培養並練習自我疼惜。你做的這些行為活動，都是你一直以來極力逃避或會引發你極為焦慮的事，你會發現有時候改變非常容易，有時候改變非常緩慢，你看不到進步的跡象，像是走在深水裡，舉步維艱。

記住：進步是有快有慢的，允許自己以正常的速度前進。改變有時很難，別對自己要求過高，當你的實際進步沒有自己預期快時，多一點自我疼惜。

步驟六：點燃激發——小改變觸發大改變

寫下最能激發你社交焦慮的情境。例如：公眾演講、約會、參加派對、調情或打電話給不熟悉的人。

讓我感到恐懼或非常不適的情境有：

1.
2.
3.
4.
5.
6.
7.
8.

9. ______________________

10. ______________________

寫下你將要練習的焦慮恐懼行為活動，由低到高排序（程度等級1～10，等級1代表焦慮最低），從等級3或4的行為活動開始練習。如果你不習慣用數字，也可以用「非常容易」、「容易」、「中等」、「有點難」和「非常困難」來標記，從「容易」的等級開始練習。

接著做一個意願等級列表，將每項恐懼行為活動按照意願等級評分並排序。如果你在多種情境中都有焦慮，這種等級排序法就能幫助你發現自己最在乎什麼。例如，社交焦慮是你發展親密關係的巨大障礙，你對愛情的渴望可能讓你更願意先改變這個部分；或例如，你害怕公開演講，而這是你職場晉升的巨大障礙，你可能更願意先處理這部分。

我的意願等級列表（程度等級1～10，等級1表示你願意首先做的行為活動）：

1. ______________________

2. ______________________

3. ______

4. ______

5. ______

6. ______

7. ______

8. ______

9. ______

10. ______

每做完一個行為活動，請回顧你的意願等級列表，看是否有需要改動的地方。也許你會被成功鼓舞，開始去做之前不太願意做的事情。

社交焦慮恐懼行為活動列表，以「當眾演講」為例：

等級1：在朋友面前練習演講。

等級2：在小組會議上發言五分鐘，有五位同事和一位主管在場。

等級3：在父親的六十歲生日派對上致詞。

等級4：在視訊會議中發言三十分鐘。

等級5：在附近的開麥之夜（咖啡館或俱樂部等開放民眾表演）對觀眾朗讀自己寫的詩。

等級6：參加演講的社團，並介紹自己。

等級7：在公司做一小時投影片報告。

等級8：在屋主協會會議上提出專案建議書報告。

等級9：在商業協會會議上做簡報。

等級10：在演講活動上面對五十個人做演講。

接下來，建立你個人的等級排序列表，列出你害怕的行為活動。

★寫下和焦慮或恐懼等級相對應的行為活動列表，並按照恐懼等級排序。

行為活動	意願等級

練習之後請回顧行為活動列表，回想並寫下妨礙你努力或進步的錯誤信念：

反覆練習，直到你不再害怕你的焦慮症狀。在練習過程中，不要試圖以任何方式減少焦慮感，例如用思考方法、呼吸法或其他放鬆行為。相信自己，既然你之前已經練習過社交焦慮的心理遊戲，你的焦慮會自動減輕，不需要你刻意幫忙。堅持練習就好。

你對於被積極關注的恐懼

寫下一些你極力忍耐、迴避並會誘發你被積極關注的情境。

1. ______
2. ______
3. ______
4. ______
5. ______
6. ______
7. ______

接下來，寫下能讓你直接去面對恐懼的狀況：

1.
2.
3.
4.
5.
6.
7.

以下方法能讓你知道如何面對自己被積極關注的恐懼：

- 穿好看且時尚的衣服，塗上紅色口紅。
- 談論你在生活或工作中的成功。
- 說一說你生活中進展順利的事。
- 聊一聊你去哪裡度假，秀出你的旅遊照片。

- 如果你有孩子，聊一聊孩子們的成就。
- 如果你有寵物，聊一聊寵物的優點。
- 討論你期待的事。
- 說出你參加過的有趣活動，例如婚禮、音樂會、戲劇等。

萬事起頭難。我建議你從恐懼程度最低的開始做起，一旦開始做，你就能慢慢積蓄力量，就能更容易應對更高等級的恐懼。練習列表讓你感到有些焦慮嗎？這很正常，你應該會覺得焦慮！否則就不需要浪費時間要你做了。直接面對焦慮一定會提升你的焦慮感，這就說明你做對了！

用即興喜劇來減輕社交焦慮

即興喜劇是一種沒有腳本的喜劇形式，演員要在觀眾的提議暗示下進行即興演出，事先不排練。對於不熟悉這種藝術形式的人而言，即興創作是一個很可怕的過程。即興喜劇有以下三個方面能舒緩社交焦慮：

1. 允許你出錯。是的，即興喜劇歡迎錯誤，而且是用喝采聲歡迎。焦慮告訴你，出錯是不可彌補、無法容忍的，而在即興喜劇中，你會發現大多數錯誤都是可以被容忍，有的不會被人發覺，有的則變成一個意外的驚喜。有一次，我們聽錯了觀眾的暗示，結果演出了荒誕不經的場面，但觀眾們都很喜歡。
2. 允許你脆弱，並包容你的脆弱。即興喜劇是一種即時的團隊競技，你不知道它會如何發展，你必須存在於當下，冒著滑稽出糗的風險，承受被批評的可能。這讓你直接面對被人評斷的恐懼——焦慮的關鍵恐懼之一。
3. 你深怕自己不討人喜歡或不受人重視，即興喜劇幫助你解決這個恐懼。在即興喜劇中，演員們相互扶持，每個場景都是一個被看到、被重視、被支持的機會。

第十二章　憂鬱和焦慮

「在暴風雨中，我們唯一的錨是希望。」

——摘自《智慧的珍珠：偉大的心靈》（*Pearls of Great Wisdom: Great Mind*），萊拉・吉菲・阿基塔（Lailah Gifty Akita）

與焦慮對抗常會讓人感到筋疲力盡，而有焦慮的人會經歷到憂鬱，這很常見。據估計，六〇％的焦慮人士有憂鬱症狀*。

* *Psychiatric Times*, December 01, 2007 / *Anxiety, Depression, Comorbidity In Psychiatry, Mood Disorders, Generalized Anxiety, Major Depressive Disorder, Dysthymia*, by Oliver G. Cameron MD PhD, accessed September 28, 2016.

憂鬱的特徵有：悲傷的心境、難以享受一般能讓人感到快樂的事、對自己和未來持負面看法、睡眠障礙、體重增加或減少、絕望感、自殺念頭。

如果你正在經歷憂鬱，請明白這一點：你不是孤獨的；如果你有自殺念頭，請告知他人並尋求專業幫助；如果你有憂鬱症狀但沒有自殺念頭，可以試試這些自助技巧：

技巧一：運動。試著每天做適合自己的身體活動至少三十分鐘，並儘量在戶外進行。

技巧二：列出一個愉快活動清單，每天至少完成一項。並要期待它、享受它。例如：

- 喝一杯你喜歡的花草茶
- 去做美甲或自己在家做美甲
- 一個長時間的泡泡浴
- 為了樂趣而閱讀
- 做一次按摩
- 與朋友共度美好時光
- 買鮮花或盆花

- 享受創意時間，如畫畫、攝影、拼圖
- 坐在咖啡廳裡觀察陌生人
- 去你喜歡的博物館
- 下廚做自己喜歡的料理
- 和寵物玩
- 欣賞上次度假的照片
- 彈奏樂器
- 聽你喜歡的音樂
- 計畫下一次的度假
- 和孩子玩耍
- 從事園藝
- 夜裡看星星
- 欣賞日出和日落的美

你可以在這個清單加上自己最愛的活動。

技巧三：獲取一些社會支持。花點時間和喜歡的人相處，聊一聊你的感受和需求、渴望和期待，享受和喜歡的人在一起的時光。

技巧四：做志工服務。研究顯示，志工服務對人的心情有積極影響力。有時候花點時間幫助別人能改變看問題的角度。尋找你附近的志工機構，醫院、社會團體和宗教機構等都是不錯的起點。

技巧五：保持活躍。憂鬱告訴你要冬眠、宅在家裡、打盹、一直睡覺、避免見人、避免做以前喜愛的活動。這是謊言，不要聽信它，你要是照做了會感覺更糟。從床上爬起來，出門見見朋友，保持活躍（即使你並不想動），這比你一個人宅在家要好得多。

技巧六：寫感恩日記。寫下你要感恩的一切東西，不論有多麼微小。例如：

- 我的健康
- 支持我的家人
- 我的孩子們

- 我學會了滑雪
- 我的工作
- 我無須擔心要去獲取食物、住所和乾淨的水
- 我會做很棒的烤茄子
- 我和心愛的人結婚
- 我昨晚吃了美味的巧克力舒芙蕾
- 我的身體讓我能跑步和運動
- 我生活在一個人人都有受教權的國家
- 我能欣賞到秋季的美景
- 我享受了一段意料之外的午餐時光
- 我利用排隊時間回覆了幾通電話
- 我吃到了夏天的桃子和李子
- 今天早上，一個陌生人給了我一個友善的微笑
- 我會游泳，我喜歡游泳

- 我的寵物
- 我靠自己的能力完成了一個大拼圖
- 我的運動鞋陪我一起長跑

每天都在這個清單裡加上你想感恩的事物，直到最少五十項。然後每隔兩三天回顧一次，每次至少加上一項。

喚醒你的敬畏感來減輕憂鬱

敬畏感是驚嘆和詫異的結合，孩子們每天都能享受到這些感覺，但成年後就極少能享受到了。對憂鬱的人來說，敬畏感有以下三種好處：

1. 你能體驗到有些東西是大於你和你的憂鬱。例如身處大自然中，目睹大自然的種種偉大與奇蹟，常會激發你的敬畏感。下一次散步或遠足時，請留意你身邊的事物：遼闊的天空、美麗的河流、連綿的山脈、樹木和五彩斑斕的葉子。

2.你的天空灰灰的，憂鬱只給了你這一種顏色——慘淡的灰色。來點對比吧！如果你住在接觸不到大自然的大都市裡，那麼就看看風景照，或去動物園、植物園、蝴蝶園看一看。如果你有幸住在公園周圍，就去那裡散步，留意大自然的各種色彩和風情。小提醒：帶上相機或手機，捕捉眼中的風景。

3.你開始能感到喜悅。敬畏是一種積極的情緒，它能點燃一種不同的能量。接下來的一週，盡可能去不同的地方體驗敬畏感：大自然之外的地方、壯觀的城市風景、職業運動員的比賽，甚是某個人身上令你傾慕的性格特質。請留意你的感受。

第十三章　藥物的角色

「笑是最好的良藥，除非你有糖尿病，那麼胰島素會在清單上名列前茅。」

——賈斯珀・卡羅特（Jasper Carrott），喜劇演員

藥物可以出現也可以不出現在你的治療方案中。如果你的症狀非常嚴重，干擾到你的生活（例如讓你無法工作），讓你感覺身處危機中，那麼這時精神藥物的介入是合理的。藥物是一種輔助手段，但僅憑藥物治癒不了焦慮，它只能在你服藥期間緩解你的症狀。

藥物可分為兩類：長效藥物和短效藥物。長效藥物需要時間來發揮藥效，不管症狀如何變化需要每天服用。短效藥物一般在症狀發作時服用，不過偶爾處方上也會寫每天服用。

用於焦慮的長效藥物通常屬於選擇性血清回收抑制劑（Selective Serotonin Reuptake Inhibitors，SSRI），透過延遲神經傳導物質血清素在神經突觸的再吸收，來延長血清素在大腦和神經系統的停留時間，可有效緩解焦慮和憂鬱症狀。這類藥物包括：百憂解（Prozac）、樂復得（Zoloft）、無鬱寧（Luvox）、百可舒（Paxil）、立普能（Lexapro）和喜普妙（Celexa），能降低整體的焦慮情況，使你更容易容忍焦慮情境。同樣，這類藥物對憂鬱症狀也有明顯的積極作用。因此，如果你是焦慮症和憂鬱症患者，這類藥物就可以治療這兩種症狀，你可以一邊服藥一邊面對你的恐懼，但這不能作為唯一的治療方式，因為停藥後藥效就會消失。也就是說，如果你沒有其他管理焦慮的手段，停藥後症狀還會復發；而如果你練習了焦慮的心理遊戲，直接面對你的恐懼，那麼即使停藥也不一定會復發。

焦慮症的常見短效藥物可分為兩類：苯二氮平類（Benzodiazepines，BZD）和乙型交感神經阻斷劑（Beta Blockers）。苯二氮平類藥物包括：贊安諾（Xanax）、安定文（Ativan）、克癇平錠（Klonopin）和煩寧（Valium），能增強神經傳導物質γ-胺基丁酸（Gamma Amino Butyric Acid, GABA）的鎮靜作用，從而鎮靜中樞神經系統。這類藥物有耐藥性風險，長期服用可能會導致生理成癮。

乙型交感神經阻斷劑，如恩特來（Inderal）是一種β–腎上腺素受體拮抗劑（Beta-Adrenergic Antagonists），能阻斷壓力荷爾蒙正腎上腺素和腎上腺素的影響力，有時用於恐慌發作的治療，可減輕戰鬥或逃跑反應的生理症狀，如心悸。乙型交感神經阻斷劑並沒有生理成癮性，但有心理成癮的風險，更會讓人感覺沒它就不能正常運轉。

除非你症狀特別嚴重，否則短效藥物並不是你的最佳選擇。尤其對於恐慌和恐懼症，短效藥物甚至會有反作用，因為它們會阻礙你充分體驗焦慮。你可能會說這不是很好嗎？但這實際上就是逃避，你無法體驗到身體自主的焦慮降低機制。雖說專業醫師有資格開處方，但你如果對處方箋上的短效藥物有疑慮，一定要和你的醫生說清楚。如果你正在考慮換藥，請務必諮詢專業醫師，未經醫生指導就換藥可能會導致副作用。

許多人不想服藥，不想把藥物當作治療手段。如果你的焦慮症狀不嚴重的話，你完全有可能在沒使用藥物的情況下打敗焦慮。如果你已經開始服用苯二氮平類或乙型交感神經阻斷劑，有點擔心藥效或害怕藥物依賴、成癮的話，請諮詢你的醫生。如果你不確定應該吃哪種藥，請諮詢有執業醫師資格的精神科醫生，一定能得到你想要的答案。

第十四章

排除故障：擺脫不了的困境

「想成功，必然會遇到路障。我遇過，別人也遇過。但路障並不一定會阻止你。如果前面有一面牆，別放棄，想想怎麼翻越它、穿過它或者繞過它。」

——麥可・喬丹（Michael Jordan），職業籃球運動員

你期望自己的改變很快發生嗎？

學東西就是這樣，有些技巧讓你學得快，有些技巧則學得慢。進步飛速時，你會感到積極和滿足；進步緩慢時，你會感到洩氣，甚至想放棄。這其實和你的期望值有關。大多數人

都是被焦慮侵擾了多年後才來尋求幫助，然而已經發展演化那麼多年的東西，怎麼可能一夕之間改變呢？當新技巧培養得慢時，給自己多一點同情心，多一點善意和耐心。你本來就不應該飛快掌握到所有的技巧，你要培養的是持續一生的習慣，花點時間也是理所應當的。

你期待能輕易掌握每個技巧嗎？

你會發現，有些技巧對你來說更容易掌握，有些技巧則困難一些。例如，有的人覺得放鬆技巧很容易學，有的人卻覺得它比登天還難。如果你已經習慣了焦慮在頭腦中急速奔流，那麼放鬆可能會讓你覺得極不舒服，甚至有點可怕。在學習某個技巧時，請不要把遇到的困難看作是沒有進步，相反地，我希望你把它當成是一種對你來說完全陌生的新語言，一種需要你花時間去練習才能輕鬆舒適學習和使用的語言。

評斷正在阻擋你的路嗎？

當你痛苦難熬時，評斷如復仇女神般降臨。請不要被它的噪音帶偏並開始批評自己、責備自己。請把這種噪音當作是繁忙街道上的噪音——不可避免但不必給予太多關注。當你的注意力不小心跑偏時，把它收回到你先前正在做的事情上。

你對於自己能改變抱持開放態度嗎？

當我向個案暗示說，他們的人生可能會在幾個月內發生巨大改變時，他們對這種說法並沒有表現出多大興趣。畢竟，焦慮和其習慣模式已經根深蒂固了，任何改變的說法都會遭到懷疑。我希望你能接納「改變」的可能性，我知道這很難，尤其當你遇到阻礙時，但越是如此，越要心懷目標，你才能不偏離、不放棄。也許只有當改變真的發生了，你才會願意相信。但在那之前，就請盲目相信：練習會讓你征服焦慮和恐慌！

你選擇的情境太難嗎？

如果你已經糾正了自己的錯誤思考和信念，但還是很難面對恐懼，這通常是因為你選擇用來練習的情境太具挑戰性了。解決辦法是：把它分解成更易於掌控的小情境。例如，如果你覺得社交很難，可以先從目光接觸來練習，接著練習目光接觸加微笑，再試著練習目光接觸、微笑、說「你好」，再下一次也許可以加上一句讚美。等所有這些小步驟都完成後，你再進入練習社交。

你的動力足夠嗎？

如果你選擇練習的情境難度很合適，但你還是覺得很難開始或推進下去，那麼原因可能是你動力不足。如果做完一個練習就停幾天，會很難把前一次的成功能量和動力延續下去（成功指的是完成練習）。所以，我建議你連續完成三個情境相似的練習，這樣你的動力就夠了，你就不會把某一次的成功當作僥倖，也不會感覺每次都得重新為自己打氣，這樣進展會更快。

挫折時更有動力的七個方法

1. 保持樂觀態度。樂觀和動力緊密相關，如果你不是一個天生樂觀的人，想一想那個比你更樂觀的朋友會怎樣看待眼前的情況。
2. 建立具支持性的良好人際關係。研究發現，與家人和朋友有良好關係的人會更快樂、更有動力。
3. 消除挫折中的情緒危機。應對困難情境已經很不易了，就別再給自己壓力感和過度反應的緊迫感，試著專注於眼前的行動。
4. 照顧好自己。當你有充足的睡眠、營養和運動時，你就能忍受更大的挫折。
5. 把挫折看作是成長和了解自己的機會。這種態度能讓你用更寬廣的眼光看待當前的情況。
6. 培養積極的觀點。提醒自己，你擁有的優勢和資源會幫助你度過困難情境和挫折。做一張你的優勢清單，並經常拿出來看一看。

7. 確立目標並行動。研究發現，有自己的目標並採取方法來改善當前的情境，這可以讓人更有動力。

第四部——★

終身焦慮管理計畫

「宇宙中的一切事物都有其目的。事實是，以有目的的形式流經萬物的無形智慧，也在你體內流動著。」

——偉恩．戴爾（Wayne Dyer），心靈大師

第十五章　終身獲益

你已經知道了對抗焦慮的步驟，也定出對抗社交焦慮和恐慌的行動計畫，第四部將進入「終身焦慮管理」的主題。在這部分你能學會如何保持現有的好結果、如何培養管理社交焦慮和恐慌的終身習慣。

自我照顧

良好的自我照顧是終身焦慮管理的關鍵。全方位的自我照顧意味著投入時間和資源來滿足自身的以下需要：睡眠、飲食、運動和充實的人生。自我照顧並不是自私，相反地，當你持續給自己良好的照顧時，你會變得更有能力滿足他人以及重要的人際關係需求。

睡眠

你每天的睡眠時間有多長？大多數成年人每晚需要七到九小時的睡眠。如果你得不到足夠的睡眠，你的荷爾蒙、心情和焦慮程度都會受到影響。多長時間的睡眠才算足夠？視情況而定。試著連續幾天不要設定鬧鐘自然醒來，你注意到了什麼？起床吃早餐時會想打瞌睡嗎？如果覺得想睡，而且你的睡眠時間少於建議的時間，那就試著連續幾晚增加三十分鐘的睡眠時間，再看看感覺如何。如果你仍然覺得疲勞，最好去找醫生諮詢，檢查是否有睡眠品質或睡眠障礙等方面的問題。

如果你晚上入睡困難或半夜醒來後難以入睡，可以試試以下練習。

★入睡練習

找到一個你覺得舒服的睡覺姿勢，練習過程中不要改變姿勢。閉上雙眼。從你的頭頂開始，緩慢地重複述說以下的話，如果需要，也可以重複幾遍這個流程：

- 我的前額很累，很沉，很想睡，不能動彈。
- 我的眼睛很累，很沉，很想睡，不能動彈。
- 我的臉頰很累，很沉，很想睡，不能動彈。
- 我的下巴很累，很沉，很想睡，不能動彈。
- 我的腦袋很累，很沉，很想睡，不能動彈。
- 我的脖子很累，很沉，很想睡，不能動彈。
- 我的肩膀很累，很沉，很想睡，不能動彈。
- 我的上臂很累，很沉，很想睡，不能動彈。
- 我的前臂很累，很沉，很想睡，不能動彈。

- 我的雙手很累，很沉，很想睡，不能動彈。
- 我的胸部很累，很沉，很想睡，不能動彈。
- 我的背部很累，很沉，很想睡，不能動彈。
- 我的腹部很累，很沉，很想睡，不能動彈。
- 我的臀部很累，很沉，很想睡，不能動彈。
- 我的大腿很累，很沉，很想睡，不能動彈。
- 我的小腿很累，很沉，很想睡，不能動彈。
- 我的腳踝很累，很沉，很想睡，不能動彈。
- 我的雙腳很累，很沉，很想睡，不能動彈。
- 我的整個身體很累，很沉，很想睡，不能動彈。

用幾個晚上來練習這個技巧，並逐漸適應它。

影響睡眠的另一個因素是你的睡眠習慣，也被心理學家稱作「睡眠衛生」（sleep hygiene），以下這些方法能改善你的睡眠衛生。

- 把臥室裡的行為活動局限在睡眠、性和放鬆，把工作或任何其他行為活動限制在臥室之外。如果你住的是單間公寓，可以考慮把其他活動限制在床以外的地方。
- 擁有一個每天都差不多的例行放鬆程序。大約在上床前一小時，開始做低強度的放鬆活動，例如閱讀、冥想或沐浴。
- 如果你有入睡問題，最好在睡覺前一小時關閉所有電子設備，例如手機、筆電和平板電腦。
- 注意你的飲食習慣，睡覺前限制飲酒。睡前吃得太飽會干擾睡眠，試著早一點用餐或睡前不要吃太多。咖啡因的攝取限制在上午，尤其是敏感族群。
- 限制打盹，如果你實在需要或很享受打個盹，時間不能超過九十分鐘。
- 每天在固定時間醒來，即便是週末。

飲食

合理的營養搭配很重要，確保你的蛋白質、碳水化合物和脂肪的攝取量均衡。少吃加工食品，多吃新鮮水果和蔬菜。飲食要有規律，這樣就不會出現低血糖。低血糖會模仿焦慮和恐慌的症狀，例如頭昏眼花、噁心和眩暈。如果有焦慮傾向的人低血糖，就會非常容易出現這些症狀，而規律的合理飲食可以有預防作用。

運動

眾所周知，運動能改善情緒和降低壓力，特定種類的運動還有助於身心健康。瑜伽、太極拳、皮拉提斯和其他強調身心連結的運動形式都可以成為你的養生之道。我特別喜歡瑜伽，它教人如何呼吸、冥想和靜觀。試一試不同的運動課程，看看哪種適合你。

充實的人生

究竟什麼是充實的人生？每個人都有自己的答案。我想告訴你的是，焦慮最容易出現在「你忽視了人生重要之事」的時候。為了對你的人生做全面的評估，請完成以下「我的人生價值觀」的練習。

★我的人生價值觀練習

思考你對以下各方面的滿意程度並評分：

工作	1	2	3	4	5	6	7	8	9	10
親情關係	1	2	3	4	5	6	7	8	9	10
親密關係	1	2	3	4	5	6	7	8	9	10
友情	1	2	3	4	5	6	7	8	9	10
興趣愛好	1	2	3	4	5	6	7	8	9	10

運動	1	2	3	4	5	6	7	8	9	10
身體健康	1	2	3	4	5	6	7	8	9	10
情緒健康	1	2	3	4	5	6	7	8	9	10
社交	1	2	3	4	5	6	7	8	9	10
精神生活	1	2	3	4	5	6	7	8	9	10
能帶給你意義的活動	1	2	3	4	5	6	7	8	9	10
能給你連結感的活動	1	2	3	4	5	6	7	8	9	10
能給你活力、恢復精力和新生的活動	1	2	3	4	5	6	7	8	9	10

回顧你的評分結果。有沒有哪一個部分或好幾個部分的分數比你想像的低？你打算如何在百忙之中抽出時間來關照這些部分？你能夠在每日的時間排程中設定一段時間嗎？如果持續忽略某個重要部分，你很難做好焦慮管理。我們必須自己決定什麼才是有意義、充實的人生。這些問題雖然有挑戰性，但是它能讓我們發現人生的答案。從長遠來看，有助於降低我們的焦慮程度。

焦慮是一個旅伴

有些專家會建議你：學著愛上你的焦慮。我認為這太強人所難了。到今天為止，不論是在生活中還是在工作上，我還從沒見過一個人有這種願望，包括我自己在內。我認為這沒有必要。當焦慮出現時，你只需要對這位不速之客說：「你來啦，我還是會該做什麼就做什麼，你想跟著就跟著，反正你不會阻礙我！」接納焦慮做為你的旅伴，有時候它會幫你指出正確的道路，有時候它只是默默走在你旁邊。

在你從事的行為活動中帶著焦慮，或是藉由行為活動來分散自己對焦慮的注意力，這兩者是不同的。如果你試圖透過各種行為活動來轉移你對焦慮的注意力，你會知道那是不管用的，即便有用也無法持續多長時間。但是像這種出於好意的建議仍不絕於耳：「轉移注意力！忙碌起來！」

忙起來總是好的，真是如此嗎？不盡然！為了轉移你對焦慮的注意力而保持活躍，只能證明焦慮在控制你。你在讀書時，心裡卻在尋思：「焦慮結束了嗎？什麼時候能結束？」你在跑步，心裡卻在發問：「我還在焦慮嗎？還是已經不焦慮了？」焦慮是主宰，是指南針，是嚮導。問這些問題就等於你在徵求焦慮的批准，等於你放棄了對焦慮的掌控權，做什麼、不做什麼都得詢問焦慮的意見。記住，你要做掌權者，你很強大，沒有你的允許，焦慮是不可能篡權的。做你認為有價值的行為活動，不是為了轉移焦慮的注意力，而是為了走向你認為有價值的方向。

不好的習慣

一些不好的習慣會引發或延長你的焦慮。

一、咖啡因

咖啡因是一種興奮劑，高劑量攝取有神經毒性。有的人對咖啡因很敏感，少量就會有反應，例如吃幾塊巧克力。含咖啡因的飲食有：咖啡、茶、可樂、能量飲料和巧克力。咖啡因能刺激壓力荷爾蒙皮質醇（Cortisol）的分泌。每個人對咖啡因的反應不同，請留意你對它的反應，並做好相對應的調整。如果你反覆恐慌發作，最好減少攝取的劑量。如果你已經養成每天攝取咖啡因的習慣，不要一下子戒掉，而是要逐漸減少劑量，因為突然戒斷會導致焦慮的反彈。

二、尼古丁

尼古丁（Nicotine）是一種興奮劑，儘管人們可以用它來放鬆，但實際上它會刺激皮質醇分泌從而增加你的焦慮。與咖啡因相似，為避免焦慮復發，應逐漸減少尼古丁的攝取量。

三、酒精

酒精是一種鎮靜劑，雖然有很多人用酒精來放鬆自己，甚至減輕焦慮，但它同時會提升皮質醇，尤其在酗酒或宿醉時。我的每一位個案都留意到它的效果。對酒精的敏感度因人而異，請觀察你自己的酒後反應，有的人喝一兩杯就反應明顯。

四、其他藥物

違禁藥物、處方藥和補充劑也能引發焦慮，包括高劑量的特定維生素，如維生素B12和其他「天然」補充劑。如果你對正在服用的藥物或補充劑存有疑慮，請諮詢你的醫生或藥劑師。

五、完美主義

你也許很驚訝，完美主義怎麼會出現在這裡？事實上，完美主義真能干擾你的焦慮管理。當你把完美作為標準時，你會傾向於設定一些不切實際的期望，並對自己獲得的成果感到不滿意。記住，你只是一個不完美的人，做著不完美的事，並不斷地從不完美中學習提高自己。放棄完美主義，越快越好。你會越來越善於管理焦慮，但絕不會達到完美，你也不需要達到完美！在任何情境下，做最好的、不完美的自己就可以了。

六、拖延

拖延任務、工作和人生目標會使我們焦慮。拖延是最簡單、最常見的逃避形式，和其他逃避形式一樣，它會增加我們的焦慮，反覆發生的拖延會強化我們的焦慮週期。拖延經常出現在三方面：待辦事項、有難度的對話和人生目標。

★「待辦事項」的練習

看一下你的待辦事項。有什麼特定的事情是你需要處理的？你是不是該去看醫生了？是不是因為害怕聽到壞消息所以拖好久都不去檢查？你的車是不是需要安全檢查了？有幾封信和重要電子郵件是不是該寫了？

寫下你需要做的所有事項，按照緊急程度和重要性做排序，然後把它們一項一項地放進你的日程表去解決，就像自己的約會一樣。

1.事項一：

日期和時間：

2.事項二：

日期和時間

3.事項三：

日期和時間

4.事項四：

日期和時間

5.事項五：

日期和時間

6.事項六：

日期和時間

7.事項七：

日期和時間

★「有難度的對話」練習

寫下你需要進行的困難對話。你要辭退你的遛狗師嗎？你要打電話給電信公司爭取更合理的資費嗎？你要告訴伴侶多幫忙做些家事嗎？你要和老闆提出調薪嗎？選擇一個最緊迫或最容易的來做，逐一進行有難度的對話。

我要進行的對話是：

1. 對話一：

日期和時間

2. 對話二：

日期和時間

3. 對話三：

日期和時間

4. 對話四：

日期和時間

5. 對話五：

日期和時間

6. 對話六：

日期和時間

7. 對話七：

日期和時間

★「人生目標」的練習

寫下你的人生目標和夢想，儘量寫得全面一點。也許你覺得它們都很重要，讓你的直覺告訴你要先做哪一個。你一直都想出國旅行嗎？你想搬到一個不同的城市嗎？你一直夢想拿到大學文憑或去研究所深造嗎？有一個愛好是你一直想學而沒去學的嗎？

你也許得好好回想一下才寫得出來，但絕對值得！你值得過與自己的價值觀和興趣一致的生活。如果你一直是焦慮的囚徒，那麼是時候反擊了。朝有價值的生活邁近一步，接受反覆實驗的不完美。你可能不喜歡嘗試每一件事，但多一點冒險的玩樂精神，你一定能體驗到探險的樂趣！

我想實現的人生目標是：

1. 目標一：＿＿＿＿＿＿＿＿

   日期和時間＿＿＿＿＿＿＿＿

2. 目標二：＿＿＿＿＿＿＿＿

   日期和時間＿＿＿＿＿＿＿＿

3. 目標三：＿＿＿＿＿＿＿＿

   日期和時間＿＿＿＿＿＿＿＿

4. 目標四：＿＿＿＿＿＿＿＿

   日期和時間＿＿＿＿＿＿＿＿

5. 目標五：

日期和時間

6. 目標六：

日期和時間

7. 目標七：

日期和時間

七、匆忙

匆忙很容易引發焦慮。留意一下你何時會很匆忙，試著預留一些時間，讓匆忙成為你的例外而不是你的生活方式。在我們忙碌的生活中，這似乎是不可能的，但我敢說，如果你仔細觀察你一天的行程，一定會發現有些活動是可以刪掉的，這樣時間就預留出來了。

八、急躁

我知道，你已經掙扎了一段時間，恨不得焦慮和恐慌現在就停止！你的耐心早已耗盡，有時候你覺得自己連一秒都受不了。你要的是「立刻」，不是等待。你的急迫感不可否認且可以理解，但你的急躁也是焦慮和恐慌能取勝的原因。

其實你想要的並不是即刻解脫，雖然逃避可以讓你即刻解脫，但治不了本！不如著眼於長遠，你的人生值得你花時間去打敗焦慮和恐慌。為了做到這一點，你必須要有耐心，必須把急迫感放在一邊，好好地吸收、學習、練習這些技能。為了痊癒，你必須為自己投入時間、能量和耐心。當你太累、太煩、想停止的時候，可以深呼吸幾口氣，然後繼續練習。用不帶評判的眼光觀察你的急躁，同時繼續做你該做的事，你能做到的！

★「享受暫停」的練習

這個練習旨在減輕當你被打斷、被迫等待或被迫停頓時的急躁情緒，像是排很長的隊伍、被困在火車或汽車上、交通堵塞、在機場等待延誤的航班等情境，這些狀況甚至可以讓一個脾氣好的人都變得急躁。你不妨把這些情境當作練習包容急躁的好機會。下一次對自己說：「這正好可以讓忙碌的我休息一下。」做幾次緩慢的腹式呼吸，享受這片刻的休息，聽聽音樂、看看書、信手塗鴉或什麼都不做。相信這樣的停頓或延遲能減緩你的急躁，慢下來，不被急躁拉著走。每次練習之後，留意你的感受。

有用的好習慣

放鬆練習

有規律的放鬆對於終身焦慮管理很重要。放鬆練習有很多，最簡單的是每天做十分鐘的橫膈膜呼吸。其他放鬆方式還有漸進式肌肉放鬆、觀想、冥想和使用肯定語。

橫膈膜呼吸

橫膈膜呼吸又叫腹式呼吸或「肚式」呼吸。仰面躺下，雙手放在腹部握緊。吸一口氣，觀察發生了什麼。如果你做得正確，吸氣時腹部會上升，呼氣時腹部會下降，反覆練習直到你覺得舒服自然為止，雙手保持放在腹部。每天練習十分鐘。

漸進式肌肉放鬆

漸進式肌肉放鬆是一種很容易學的放鬆技巧，睡前練習可以幫助入睡，在感到緊張或有壓力的時候也可以做。依序綳緊然後放鬆特定肌肉群，接著做橫膈膜呼吸。確定你綳緊肌肉時力道不要過度而拉傷。你的目標有兩個：一是放鬆身體，二是感知身體的緊張和放鬆狀態。這樣當你察覺到身體緊張時，就能啟動放鬆反應。首先舒服地坐在椅子上，雙臂和雙腿不要交叉，閉上眼睛，從腳趾開始，由下而上放鬆全身。

★漸進式肌肉放鬆步驟：

1.繃緊你的腳趾，腳趾向下彎曲，放鬆你的腳趾，放鬆，吸氣，呼氣。
2.抬起腳跟，繃緊小腿肌肉，放鬆，吸氣，呼氣。
3.雙腳用力踩地，繃緊股四頭肌，放鬆，吸氣，呼氣。
4.繃緊臀部，放鬆，吸氣，呼氣。
5.緊縮腹部，放鬆，吸氣，呼氣。
6.挺胸，放鬆，吸氣，呼氣。
7.聳肩，想像肩膀碰到耳朵，放鬆，吸氣，呼氣。
8.握緊拳頭來繃緊前臂，放鬆，吸氣，呼氣。
9.假裝舉起槓鈴繃緊二頭肌，放鬆，吸氣，呼氣。
10.將注意力集中在鼻子上緊繃全臉，放鬆，吸氣，呼氣。
11.抬高眉毛，放鬆，吸氣，呼氣。
12.下巴不要咬緊，如果你有咬緊牙根，輕微張開雙唇，用舌尖頂觸上顎的門牙內側牙齦處，吸氣，呼氣。

13. 眼皮不要閉緊，吸氣，呼氣。

一輪結束後，繼續吸氣呼氣幾分鐘。你也可以再做一次，然後做幾分鐘橫膈膜呼吸。每天晚上做，連續三週，三週後再根據需要進行相對應的練習。

觀想

觀想是管理壓力的強大工具，也是放鬆練習的良好輔助。我會教你兩個技巧，兩個都試試看，先選擇一個來練習幾個星期，再練習另一個幾個星期。

第一個練習叫做三分鐘度假練習，很適合需要休息但又沒時間休息時來做。這個練習短短幾分鐘，經常練習可以降低你的壓力程度。找一個你可以放鬆、不會被打擾的空間，並調好計時器，設定三分鐘。

★三分鐘度假練習

閉上眼睛，想像一個你覺得放鬆的地方，可以是真實的地點，也可以是虛構的，但它最好不要引發你任何不愉快的聯想。現在想像它的樣子，如果是沙灘，請描述你看到的水的顏色、沙子、動物、植物，仰頭看天，描述雲的全部形狀。描述你聽到的聲音，鳥兒在吱吱喳喳叫嗎？有海浪聲嗎？你能聽到遠處孩子的笑聲嗎？現在注意你的身體感覺，你能感覺到陽光溫暖地灑在你臉上嗎？你能感覺到微風在輕拂過你的髮絲嗎？你能感覺到腳趾踏在粗糙的沙礫上嗎？接著留意空氣中的氣味，你能聞到海的味道嗎？附近有正在綻放的花嗎？微風吹來燒烤的氣味嗎？你的嘴裡有什麼感覺？你正在喝檸檬汁還是在吃零食？維持這個畫面，保持放鬆的感覺，橫膈膜呼吸幾分鐘，再慢慢睜開眼睛。記住你可以把這種放鬆的感覺帶入你的一整天。

另一個技巧叫作給自己塗色的放鬆練習。

★給自己塗色的放鬆練習

找一個舒服的姿勢坐下，雙臂和雙腿不要交叉。閉上眼睛，想像一種暖色，例如黃色、橘色或粉紅色。想像這種顏色從你的腳趾開始慢慢向上塗抹，每一筆色彩都傳遞著暖暖的放鬆感。想像這種顏色從腳趾延伸到腳踝、小腿、膝蓋、大腿、臀部、腹部、胸部、肩膀；想像暖暖的放鬆感傳到了雙臂，上臂、前臂、手腕、雙手、指尖；想像它從雙臂延伸到頸部、臉部、頭皮。現在你被溫暖包圍了，溫度正合適，非常舒服。繼續閉著眼睛，做幾分鐘橫膈膜式呼吸。做完之後，慢慢睜開眼睛，觀察你的感覺。當你感到有壓力或需要放鬆時，都可以做這個練習，睡前做還能幫助你快速入睡。

冥想

有很多研究證明冥想有益身心健康。在我看來，開始冥想的最大障礙是預期。一般來說，推薦的冥想時間長度是十分鐘，但對新手來說是很漫長的，我建議你從一分鐘做起。如果你想更深入地學習冥想，有很多資料可供參考，還可以去寺廟、瑜伽教室或冥想中心。現在教你一個一分鐘冥想練習，至於如何深入學下去，由你自己決定。

★一分鐘冥想練習

找一個舒適的姿勢坐下。如果你不經常做瑜伽，我建議你最好做西式冥想。不用坐在地板坐墊上，坐在椅子上就行，有扶把更好。閉上眼睛，雙臂和雙腿不要交叉。計時器設定六十秒。等你習慣了一分鐘的冥想練習，還可以增加到二分鐘、三分鐘等。

當你閉上眼睛時，請跟你的思緒保持一定距離。完全消滅思緒是不太真實的，和思緒保持一定距離可以讓你感受它但又不被它糾纏。想像你的思緒是天空飄過的雲朵，你在看雲的時候並不會執迷於它是什麼形狀，雲漸漸飄遠你也不會留戀。一邊做橫膈膜式呼吸一邊想像，練習之後，留意你的感覺。

要把冥想轉化為第二天性是需要一些時間，成效緩慢時請給自己多一點溫柔和自我疼惜。

透過反覆練習，你會發現，不僅冥想變容易了，你能體驗到的放鬆感也變得更深更充實。冥想是最高級的放鬆技巧，需要費些功夫去學習，但效果也最好。每次只需一分鐘，每天最好做二到三次，將更有助於你掌握技巧。

肯定語

肯定語是自我激勵的積極陳述句，可以經常對自己說。但這並不是說用積極的句子替換掉不受歡迎的現實，這種善意的謊言怎能騙得了聰明的你呢？這麼替換根本不管用！例如，當你的焦慮症狀嚴重時，對自己說「我沒有焦慮，我很放鬆」這完全沒用的。認為使用肯定語的作用不大的人，大多會採用這種替換法。

肯定語應該是現在式的，著眼於未來，使用主動語態。被動語態意味著你無須參與，解決辦法遲早會降臨。但我們知道，積極的改變是不可能僅靠運氣，我們必須一步一步朝目標前進，所以要用主動語態。

被動語態的肯定語是這樣說：「平靜的生活將很快屬於我。」
主動語態的肯定語會說：「每一天我都在使用方法，學習如何更好地管理我的焦慮。」
花點時間想幾句你自己的主動語態肯定語：

建議你堅持每天說肯定語，早上晚上都可以。堅持幾週，再看效果如何。

果斷

果斷是一種能夠設立界限且說出「我要」和「我不要」的能力。很多有焦慮的人覺得很難做到果斷。看看以下的內容，回想你在日常生活中的果斷程度：

- 需要時，我能對人說出「不」。
- 我能拒絕一個邀請。
- 我能拒絕強行推銷的銷售人員。
- 我能向朋友或家人求助。
- 我能毫無罪惡感地抽出時間照顧自己。
- 我能在親密關係中表達受傷的感覺。
- 需要時，我能要求別人道歉。
- 我能坦然說出我喜歡什麼。
- 在重要的人際關係中，我的需求能得到滿足。

如果上面的問題你全都回答「是」，非常棒！如果你無法全都回答「是」，請針對該部分練習你的果斷力。寫下一些你想練習的果斷技巧，從易到難排序，從最容易的開始練習，並依次推進。記住，你正在培養新習慣，要善待自己的不佳表現。

★我需要練習的果斷有：

活在當下

活在當下是指讓你的注意力停留在當下，而不是未來或過去的事件中。焦慮經常會教唆你去關注未來的不愉快或恐怖情境，憂鬱則會讓你在腦海中重複播放過去的某個事件，兩者都會讓你失去寶貴的「當下」。想改變的唯一辦法是，一發現自己恍神回到過去或未來時，立刻把自己拉回到當下。練習冥想能幫助你做到這一點。

幽默

幽默是打敗焦慮的祕密武器。如果你覺得一個東西很滑稽，就不可能同時還害怕它。焦慮讓你感覺這個世界、人生和每一項決定都很嚴肅、沉重和重要，讓你忽視了事物輕鬆的一面。把焦慮翻個面！下次當你感覺恐懼、沉重或緊張時，試著發現其中的滑稽之處。畫一幅漫畫，想像一個卡通聲音正在描述你的恐懼，或者有一個情境喜劇正在演出你的焦慮沉狀，任何能讓你笑的事情都是好的開始！

★減少焦慮的卡通練習

焦慮是沉重嚴肅的，這個練習旨在加點活力給它。想像你的焦慮是一個卡通角色，它的長相和聲音會是什麼樣？在下面畫出來或描述出來。這畫是畫給你看的，請盡情嘗試，別管自己畫得好不好。

如果我的焦慮是一個卡通角色，它會長成這樣（用文字描述或畫畫）：

如果我的焦慮是一個卡通角色，它說話的聲音是這樣的：

接著，用卡通角色的聲音大聲說出焦慮對你說的話。

例如：「雖然恐慌發作不可能讓我失去知覺，可是我還是擔心。」或「我不會讀心術，但我很確定他們正在批評我，默默說我的壞話。」練習之後，留意你的感受。我的個案在做這個練習時都會忍不住笑出來，能笑自己的焦慮表示你對它的警告訊號不再那麼當真了。

觀點的視角

我的辦公大樓裡有一位非常有活力的總機服務人員，她總是笑口常開。每當有人問她今天過得如何時，她總會回答：「棒極了！」某天下午，我正要離開辦公室，聽見又有人問她這個問題，不過這次她加上了一個解釋。

訪客：「今天過得怎樣？」

服務人員：「棒極了！」

訪客：「是什麼讓你感覺棒極了？」

服務人員：「看事情的角度。我知道總是有更糟的！」

經過她身邊時，我禁不住為這種互動中的簡單智慧微笑了。只要你有觀點視角，你就不需要依靠任何外在事物來讓你一整天感覺很棒。你的視角決定一切，只要換一種方式看待，一切都會不一樣。雖然我並不是很認同「總是有更糟」的說法，但如果這能讓你將觀點視角轉向積極的方向，那麼這就是我們追求的目標。焦慮經常會讓你用單一視角來看待正在發生的事情，但這絕不是唯一存在的視角！你可以找到一個更好的視角，而且能創造它！

下一次焦慮來襲或挫折降臨時，問問自己：「我能不能換一種方式來看這個情境／評論／結果？」答案通常是肯定的。你可以選擇你的視角，你可以選擇一種不同的敘事。你，只有你，有權決定你的視角！

第十六章　養成習慣

「改變可能不會很快，也不會很容易，但時間和努力可以重塑任何習慣。」

——查爾斯．杜希格（Charles Duhigg），新聞工作者、暢銷書作家

「忘掉安全感，到你害怕的地方去生活。」

——魯米（Rumi），十三世紀詩人

要把焦慮管理養成一種習慣，是需要時間、耐心和持之以恆。大家都知道，養成一種習慣需要不斷地反覆練習。我建議你每天定一個時間，專門練習你的焦慮管理技巧，一天十分

鐘也可以。連續二十一天練習一個技巧，然後換下一個技巧繼續練習。已經練習過的技巧在需要時可以自由使用。

讓習慣堅持下去，僅用二十一天是辦不到的。「讓習慣堅持下去」意味著，你已經熟練掌握某些技巧，而且它們變成了你的自動反應，不練習的時候，你會「想念」它、總是想使用它，這可能需要幾個月甚至幾年，但既然你想養成終身的習慣，我認為堅持練習下去是非常值得的。

讓自己保持鬥志

一、保持積極

讓自己保持鬥志有兩種方式。你可以把自己「打到屈服」，批判威脅自己，也可以保持積極。我的個案中就有人使用負面方式來激勵自己。就我的經驗來看，這麼做絕對會阻礙你的進步，讓你對自己的積極改變感覺糟糕。研究也顯示，使用消極的自我激勵會降低進步的持續性，增加實現目標的障礙。如果你用批評和苛刻的評斷來激勵自己，你會更難堅持下去。

保持積極是指：無論是順利還是挫敗，你都能運用自我疼惜。如果你覺得自我疼惜很難，試著把自己當作一個好朋友，原諒自己過去的錯誤，原諒曾經不懂這些技巧的你，原諒自己錯失的機會，原諒過去的痛苦掙扎。你只能在當下做出改變，這是對你自己的唯一公平要求。從今天開始練習，讓它成為你終身的習慣！

二、抱持開放態度，想像可能性

想像一下焦慮管理可能會帶給你的成功，做以下這個練習。寫一封信給未來的你，內容要積極些。下面提供一個例子：

親愛的未來自己：

我很開心可以寫這封信給你。從你下定決心要克服焦慮和恐慌的那天起，已經過去六個月了，我目睹你很多積極的改變！你不再害怕恐慌，你不再讓焦慮或恐慌限制你的行動。你開始在生活和工作中承擔更多風險。你加入了一個社區團體，參加了社區的體育比賽。你正在跟一個有趣的女孩／男孩約會。你在工作中能更加坦然地分享自己的想法，也能向老闆主動要求承擔更多的責任，現在你正做著好幾個新專案吧。

我真心為你的所有改變感到自豪！我想這只是開始。要走上這段旅程是一件非常有勇氣的事，我迫不及待地想看到你未來六個月的表現！

愛你的過去自己

信寫好之後，請把它存放在某處，在日曆記下六個月之後打開它。接著就大膽執行你的焦慮管理行動方案吧。六個月後再把信打開看，閱讀這封信之後，留意你的感覺。

三、留出時間

你在一件事上花的時間越多，就說明你越重視它。我們生活在一個時間越來越不夠用的世代，有太多事情在爭搶我們有限的時間和注意力，唯一的辦法是為新習慣預留出時間，我說的不是把它加到待辦事項裡，而是你要為它預留一個固定時段，將這個時段看作是自己的神聖誓約，給予高度重視，持續投入時間和注意力。

四、建立當責

確保成功的關鍵方法是建立當責，你可以請朋友或家人定期抽出時間跟你聊聊你的目標。選擇一位意志堅定且有同理心的朋友或家人，他們能坦誠指出你的懈怠。在你們的日程表上預留時間，定期聯絡、不爽約。

另一種選擇是找一位專門從事治療焦慮的執業治療師，挑選治療師時，需要考慮的因素有：

因素一：訓練

一定要詢問治療師是否接受過治療焦慮症的專業訓練，最好是認知行為療法（Cognitive Behavioral Therapy，ＣＢＴ）和暴露療法（Exposure Therapy）。這兩種療法能幫你解決思考和行為模式兩方面的問題，在揭穿心理遊戲的同時，用行為暴露或行為實驗來挑戰你要面對的恐懼症狀或情境。療法的類型比治療師從哪間學校畢業更重要，經研究證實，這兩種療法的治療效果是最佳的。

因素二：經驗

除了有專業訓練，你的治療師還應該要有豐富的焦慮治療經驗。詢問治療師對於焦慮治療個案的比例，這一點比單純的執業年限更有意義。你需要一位至少一半時間都投入在治療焦慮的治療師。

因素三：連結感

你要找的治療師應該很理解焦慮，並能用你理解的語言談論焦慮。他會對你清楚解釋他將如何開始治療、你將如何好轉。他的解釋要讓你覺得有道理，你能感覺到你們之間是有連結的。相信你的直覺，如果你的直覺說不，那就繼續尋找。你要對治療師分享的是重要且私密的內容，應該找一個能讓你感到舒服的人來聽。

★讓習慣堅持下去的五個技巧

一、重複是養成習慣的關鍵。例如，如果你想養成去健身房運動的習慣，就在每週安排一個固定時間去健身房，這樣離養成好習慣就不遠了。

二、事先想好如何應對舊習慣。如果你計畫每週日早上去健身房而不是在家看電視劇，那你就明確告訴自己：「星期日早上，我不看電視，我要去健身房。」這樣做有助於你強化新習慣。

三、採用「回歸正軌」的思考模式。我們都難免失足跌倒，因此不必過分責備自己，能以最快的速度回歸正軌就好。

四、不要完全依賴自我控制力。管理好你的周圍環境，這能幫助你保持新習慣。如果你想吃得更健康，最好別在家裡放著條零食，可以改放健康的零嘴在顯眼和易取處——你媽媽把裝滿水果的盤子放在廚房檯面上就是正確的！在手邊準備好健康零食，或提前煮好健康的料理，這些都是能幫你保持新習慣的好方式。

五、獎賞你的努力。給自己的獎賞要和你的目標不衝突才行。如果你的目標是少吃甜食，就不要獎賞自己吃蛋糕，可以去買一個漂亮的新馬克杯用來喝香草茶。

第十七章　預防復發

「成功不是終點，失敗也並非末日，最重要的是繼續前進的勇氣。」

——溫斯頓．邱吉爾（Winston S.Churchill），英國前首相

「生命的萎縮或擴展與勇氣成正比。」

——阿內斯．尼恩（Anais Nin），知名作家

預防焦慮復發是你終生要努力的目標。你的健康沒有捷徑，如果你想擁有苗條健康的身體，就必須堅持合理的營養和運動。你的情緒健康也一樣，積極的思考和生活方式是你終身

管理焦慮和恐慌的關鍵。

你的想法

過去幾十年來，大量研究證實，用切實且積極的生活態度會讓人受益良多。培養並保持積極的態度有助於人的心理健康，我認為也有助於人的焦慮管理。我使用「切實」這個詞，是因為樂觀並不等於逃避或無視你的問題，而是意味著面對問題、接納你的角色和責任、採取最樂觀的立場。採取積極的態度不是簡單地把消極想法替換為積極想法，然後期望你自己會相信它們，你的大腦太聰明了，這種辦法行不通！你得一步步去設想自己基本上認定會發生的現實、積極情境，我用「基本上」是因為不存在絕對的確信，有時候你也需要一點直覺。

例如你剛被解僱，一次切實的自我對話應該是這樣：

「我剛剛丟了工作，得調整家庭預算，開始找新工作。我會聯絡同行，看有沒有工作機會。今天晚上我會和妻子商量一個計畫。在一段時期內，錢的用度會比較緊一點，但我認為只要努力和堅持，我會很快找到新工作。在那之前，我只需要專注於自己的優勢、定出並執行一個行動計畫就好。」

如果你剛結束一段感情關係，一次切實的積極對話應該是這樣：

「我和山姆剛剛分手了，我很難過。我真的以為我們會有未來，但似乎我們想要的東西不一樣，分手不可避免。雖然我現在很傷心，但我確信有一天我會遇到一個人，他想要的跟我想要的是相同的：婚姻、孩子、郊外的房子。在那之前，我需要時間來療傷、跟朋友們待在一起，好讓我在不遠的將來做好再次約會的準備。」

練習你的技能

保持技能不生鏽的唯一方法就是多練習，每一個觸發焦慮（或恐慌）的情境都是一個練習的機會。焦慮最愛舒適與安全——就是你的逃避，逃避會製造出更多的焦慮。舒適的生活是你的敵人，你必須刻意地持續尋找適當的冒險機會。因為舒適意味著可預測、規律、停滯、逃避、無須冒險。冒險在每個人的字典裡有不同的含義，適合一個人的冒險不一定適合另一個人。

- 如果你害怕當眾演講，就找機會在婚禮上致詞、在工作中做投影片報告、在社群會議上發言，甚至可以考慮加入一個演講組織。
- 如果你很宅，就找機會離家旅行，只要時間和金錢允許，越遠越好。從家附近的新地點開始探索，然後越走越遠，創造你自己的探索和冒險。
- 如果你不喜歡人多的地方，就找機會參加大型集會。從家庭派對到街頭藝術節，再到大型購物中心。

- 如果你害怕被人奚落，就找機會分享你的觀點。可以加入讀書會、擔任社會團體的領導角色、在工作和社交場合發言。
- 如果你害怕出錯，就找機會學習一項新技能，例如跳舞、一項不熟悉的運動、一個新愛好。學習新事物的過程會提供你很多出錯的機會。

什麼時候開始進行這些挑戰呢？你覺得太舒適、毫無焦慮的時候。毫無焦慮不是一件好事嗎？其實不然，適度的焦慮是必要的、有益的，太舒適反而會讓焦慮復發。而冒險和練習有益身心！

每日焦慮管理

你的焦慮開始出現了，從1到10評分的話，現在只有3分而已。但你開始坐立不安，腦海裡盤旋著無數個「萬一」，你懷疑自己是不是永遠無法成為從容不慌張的人，你擔心情況會變糟，自己永遠不會正常，以後會把焦慮遺傳給孩子。只要你這樣想，焦慮就贏了！它已經把你從當下的現實中劫持出去，將你發配到糟糕的未來情境中。你不能被它劫持。

要想做好焦慮管理，首先你要意識到你能改變的只有現在，未來或其他人的想法都在你的控制之外。你的立場應該是：無論你過去做了什麼，下一秒你都可以採取不同的方法。

首先，一天三次在固定時間，不帶批評地給你的焦慮評分（1到10分），可以是早餐、午餐、晚餐時。留意你的數值，不要評斷，你的任務是熟悉不同數值的焦慮在身體裡的感覺。3分是這種感覺，5分是那種感覺，這次是7分，感覺很熟悉。留意你的焦慮程度即可，無須比較、評斷和追溯痛苦記憶。

其次，傾聽你的內心對話，它是否正把你拉入焦慮、煽動你的思考錯誤嗎？它正無視你的優勢、盯著消極面並想像糟糕的未來情境嗎？留意並改變你的內心對話，記住，你不需要相信焦慮告訴你的或它想要說服你的一切，你不需要把不適當作危險來作出反應。

你的錯誤信念被觸發了嗎？用正確信念與之對抗，不要評斷自己的過錯，是人都會出錯。說到底，錯誤只是增加你磨練技能的機會罷了，你並不需要停留在錯誤裡，可以回歸正軌！

為了管理你的焦慮，你在逃避一些人、地點或情境嗎？如果是，請不要逃避。列出你一直在逃避的人、地點或情境，按照焦慮程度來給每一項做評分，從最低分的那一項依次做，直到完成整個列表。如果你覺得難，可以找一個朋友或治療師幫助你。

最後，請想一下，一個充實而有意義的人生對你來說代表什麼？是親人和朋友陪伴在身邊嗎？是知識啟發嗎？是否覺得和所屬團體或世界有連結，讓自己有意義呢？是否有快樂、放鬆、玩耍的空間？思考這些問題，如果你覺得有一個或多個部分需要你的特別關注，請注意它們並寫出行動步驟來提升它們在你生活中的重要性。

練習不舒適

焦慮容易在舒適中滋長，可是大多數人都喜歡舒適，這的確很困擾。當你的症狀減輕時，你覺得可以休息了，但就是在你舒適的時候，焦慮又探出頭來。怎麼辦呢？找出你的舒適圈，主動邁出去。

你費了這麼大的勁，做了如此多的改變，不就是為了感覺更舒適嗎？為何我又告訴你要主動尋找不適呢？沒錯！雖然聽起來有點違反常理，但是沒錯！這麼做還能防止你的焦慮復發。我們每時每刻都在成長進化，如果停滯了，就說明我們在逃避一些必要的風險——逃避滋生焦慮。舒適會滋生焦慮，安全也會滋生焦慮，想被安全和舒適緊緊包圍的願望會滋生更多的焦慮。所以，你沒聽錯，為了打敗焦慮，我們需要主動尋找不適以求鞏固對抗焦慮的效果。我認為，這件事應該上升成為一項永恆的使命！

第十八章　你都全力以赴了嗎？

「我們最真實的一面是，我們有能力去創造、去征服、去忍受、去改變、去愛，這是我們戰勝痛楚苦難的力量。」

——本・奥克瑞（Ben Okri），小說家

在最近的一次會議上，勵志演說家尚恩・謝巴德（Shawn Shepard）列出了實現目標的三種準則：

1. 開放性

2. 問正確的問題

3. 全力以赴

已經實現目標的人和沒能實現目標的人之間的差異就在於「全力以赴」。全力以赴聽起來是有點可怕。我們都喜歡保護自己，保護自己免於失敗、失望。我們是安全意識濃厚的物種，尤其當我們焦慮發作時。我們持懷疑的態度，我們採取相對應的計畫，我們不把所有的雞蛋放在同個籃子裡，我們不會全力以赴！

對我來說這像個謎，很矛盾，但好像又非如此不可。除非我們百分百投入，否則我們不可能擺脫舊有思維。不和舊習慣離婚，怎麼能和新習慣結婚？如果我們不全力以赴，就不能說自己真的嘗試過了。然而，我理解，這的確很可怕，脆弱的我們想拚命保護自己，但無論如何，我還是期望你能夠全力以赴一次。

當你知道某件事是正確的，但又害怕去做時，我建議你先做好以下這四步：

第一步：問自己有什麼替代選擇

如果不全力以赴，那麼你的替代方案是什麼？好好想一想你真的想要替代方案嗎？如果你摔斷腿，不進行高強度的物理治療就不能走路，你會選擇只是偶爾去做物理治療，還是全力以赴？如果你只是耗著而不採取辦法來解決焦慮，一週後、一個月後、一年後、五年後，你會怎麼想？讓你的答案為你指路。

第二步：預測並刪除頭腦裡的消極聲音

焦慮的大腦非常擅長製造焦慮的內部聲音，例如：

「萬一這個不管用呢？」

「萬一我打敗不了焦慮或恐慌呢？」

「嘗試這本書裡的技巧前，有其他我應該先讀的書嗎？」

你一定要明白，在開啟任何目標之前，你的焦慮可能會上升，消極的內部聲音可能會出現，這很正常，但你不需要給每一個思緒同等的重視程度。不要沉溺在「萬一出錯」的情緒中，只需專注於現實情況：你需要什麼、你需要做什麼。

第三步：讓數據而非恐懼成為你的指南

是的，你沒看錯，我說的就是讓數據成為你的指南！我們有情緒數據和經驗數據，可以使用評定量表來觀察你的焦慮是否正在下降；我們可以用數據來了解你從恐慌發作中恢復的時間、是否這個時間正在縮短；在恐懼面前，我們可以用數據來測量你的進步。沒有什麼障礙阻擋你全力以赴，你需要做的只是讓數據為你指路。

第四步：打定主意以均衡的方式堅持下去

在本書一開始，我分享了自己博覽群書試圖找到「焦慮解藥」的過程，其實那麼做沒多大用處，我並不建議。很多新手爸媽經常會買一大堆育兒書籍，按照書裡的每一項建議來做，但這樣反而適得其反，因為不同的體系建議的技巧往往相互矛盾，它們會讓你更迷惑和沮喪。更好的做法是一次嘗試一個體系的方法，實際運用一段時間後再收集資料，觀察效果。

如果你還有疑慮，不妨問自己這個問題：「如果我嘗試去克服焦慮，最差的結果是什麼？」答案大概是：「最差的結果是毫無改變。」當你冒險一試後卻沒有成功時，你可能會失望，但你的嘗試不會讓你變得更糟。

另一個問題是：「最好的結果是什麼？」答案大概是：「最好的結果是，我學會了克服焦慮和恐慌，我減輕或消滅了焦慮，可以更自由地生活！」哪個答案你覺得更有吸引力呢？如果是第二個，那就大膽往前走，全力以赴，去嘗試不會讓你比現在更糟，只會讓你有贏的可能性！

第十九章　真實世界中的焦慮管理

「不要害怕邁開大步，你不可能用兩小步跨過一個深坑。」

——大衛・勞合・喬治（David Lloyd George），前英國首相

讀到這裡，你可能在想下一步要怎麼做？我的建議是繼續管理你的焦慮。在真實世界中，練習技巧的機會很多，機會很常且很意外地冒出來，這是好事。我的個案一般會在結束治療幾個月後再來做一次「調整」面談，他們常提出的問題是：「有時候我還是感覺下一秒就會焦慮，我會不會退步呢？」這個問題很重要。任何單一的感覺能作為進步的標誌嗎？我認為不能，它只是進步的一個提示罷了。你的一生都會體驗到一些焦慮的感覺，這很正常，

只要這些感覺沒有形成負面循環，讓你擔憂未來、幻想災難，你就無須擔心。

超越「萬一」

最近有一位個案向我抱怨說，他在管理焦慮和恐慌方面雖然有了很大的進步，但有時還是會有一種即將崩潰的感覺。我問他是如何應對的，他說，雖然偶爾會焦慮卻仍會堅持下去。他在工作中要面對更多挑戰，需要面對更多的新鮮情境和公開演講機會，這自然製造了更多的不確定性和焦慮。但他注意到這些時刻並不持久，也不會吞噬他。整體來說，他的焦慮管埋很成功。他採取了行動，只有行動才能帶來解脫。如果你在猶豫要不要做一件讓你焦慮的事，不妨轉換想法，思考你要如何去做它。

有時候你需要一次「強迫重置」

有時候你感到焦躁、緊張、能量耗盡，卻不知道原因，也許是你的生活方式出了問題。

你忙忙碌碌，要做好幾個專案，要帶孩子看病，完全沒有自己的時間。其實，這種時候不妨後退一步，來一次「強迫重置」，就像你的手機、平板電腦、筆電需要重新關機啟動一樣，你也需要。你需要一段時間去重新評估、調整和計畫未來，去照顧好自己的身體、睡眠或飲食，去滿足你的精神、創造力或情感需求。

慢下來，問問自己：「我現在最需要什麼？」仔細聽你心裡的答案，不要認為它不重要或你太自戀。當你能不帶評斷地傾聽答案，能專注於如何滿足你的需求時，你就離擺脫焦慮不遠了。假如你沒有時間去做強迫重置，也可以跟朋友、治療師或另外一半聊聊你的目標，在日程表上預留時間，或寫日記來記錄目標完成的情況。

重寫你的規則手冊

到目前為止，你的「規則手冊」一直都深受焦慮的影響，而且在增加你的焦慮上，它也做出了很大「貢獻」。焦慮用規則束縛著你，一旦你偏離規則，就得付出代價，例如自我貶低、羞愧和懷疑。在真實世界中，你遭遇過表現欠佳、困窘或當眾出錯的情境，這是你避之唯恐不及的噩夢，於是你用規則來保護自己，試圖阻止這類情境發生，但規則不僅無效還把你抽離了真實生活和人際關係。

最近，一位個案向我抱怨社交太難，她努力控制自己的行為，但別人竟不遵守相同的規則，讓她在與家人朋友的互動中有了極大的焦慮（她的內在錯誤信念告訴她：別人也在遵守一套嚴謹的規則）。我對她說，為什麼不扔掉規則手冊？她先是一驚，繼而爽朗大笑，是的，大笑！因為扔掉規則手冊等於重獲自由。

創造安全的宇宙信念

我們生活在一個有痛苦、有恐怖、有悲傷的世界。當然，也有許多美好：新生命的誕生、愛、善良、友誼和歡笑。面對這些矛盾並列的事物，我們需要做出一個選擇。這個宇宙是危險、惡意、空洞的，還是安全、善意、豐盛，我們要相信哪一個？焦慮顯然偏愛前者，因為前者導致恐懼和逃避，而恐懼和逃避又導致拒絕和挑戰。當我們把世界看作恐怖時，它就變成了恐怖的，我們就只會注意到危險訊號，並用它來證實我們的偏見。同樣地，當我們把世界看作是安全時，我們就會開始注意「這個世界很安全」的證據。我覺得後者的態度能讓人輕鬆許多，我們需要應對的唯一危險，只有那些橫臥在我們面前的危險，其餘種種假想的危險都不用考慮。

允許自己相信這個世界是一個安全的地方吧。

致謝

在這本書的寫作和出版過程中，我得到了很多人的支持，為此，我感激不盡。感謝出版社的布蘭達・奈特（Brenda Knight）及其團隊，你們從一開始就對這個出版計畫充滿熱情，謝謝你們帶我進入出版的世界，謝謝你們在編輯和出版過程中給予的所有幫助。

感謝我親愛的父母，感謝你們從不缺席的愛與支持。感謝我的女兒瑪雅，感謝你的歡笑。

感謝約翰・G・達菲（John G. Duffy），感謝你一直以來對我事業的指導、傳授和回饋。

感謝我的個案們，我永遠是你們的學生，是你們教會了我如何打敗焦慮、無所畏懼。

感謝我的丈夫亞歷克斯，你的鼓勵和幽默讓這一切都成為可能，謝謝你對這本書和一路上所有冒險的支持。

焦慮恐慌自救手冊（二版）：為什麼是我？如何停止焦慮打開行動人生？

Stop Anxiety from Stopping You: The Breakthrough Program For Conquering Panic and Social Anxiety

作　　者　海倫・奧德斯基（Helen Odessky）
譯　　者　趙燕飛
責任編輯　夏于翔
協力編輯　王彥萍
內頁構成　李秀菊
封面美術　Poulenc

發 行 人　蘇拾平
總 編 輯　蘇拾平
副總編輯　王辰元
資深主編　夏于翔
主　　編　李明瑾
業務發行　王綬晨、邱紹溢、劉文雅
行　　銷　廖倚萱
出　　版　日出出版
地址：231030新北市新店區北新路三段207-3號5樓
電話：02-8913-1005　傳真：02-8913-1056
網址：www.sunrisepress.com.tw
E-mail信箱：sunrisepress@andbooks.com.tw

發　　行　大雁出版基地
地址：231030新北市新店區北新路三段207-3號5樓
電話：02-8913-1005　傳真：02-8913-1056
讀者服務信箱：andbooks@andbooks.com.tw
劃撥帳號：19983379　戶名：大雁文化事業股份有限公司

印　　刷　中原造像股份有限公司
二版一刷　2024年7月
定　　價　400元
I S B N　978-626-7460-73-3

國家圖書館出版品預行編目（CIP）資料

焦慮恐慌自救手冊：為什麼是我？如何停止焦慮打開行動人生？／海倫・奧德斯基（Helen Odessky）著；趙燕飛譯.-- 二版. -- 新北市：日出出版：大雁出版基地發行, 2024.07
224面；15×21公分
譯自：Stop anxiety from stopping you : the breakthrough program for conquering panic and social anxiety
ISBN 978-626-7460-73-3（平裝）
1.焦慮症　2.恐慌症　3.情緒管理
415.992　　113008920